Franziska von Au

Natürlich abnehmen mit der
Monddiät

Gesund ernähren im Einklang mit
den Rhythmen der Natur

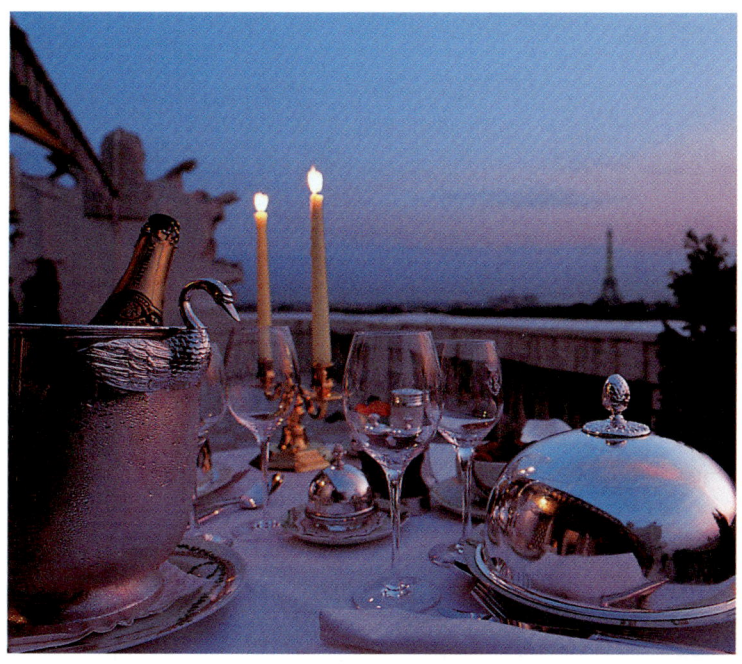

LUDWIG

Inhalt

Rinderfilet in feinem Senfrahm – ein Klassiker.

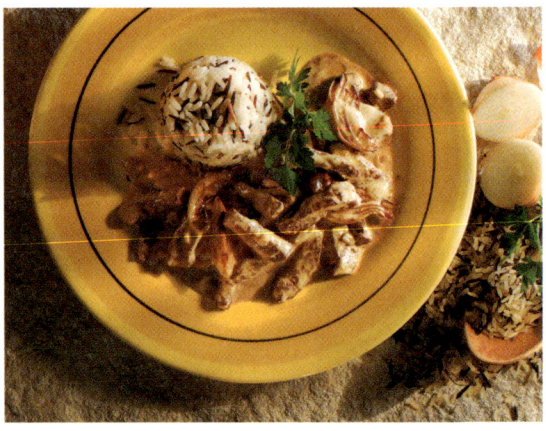

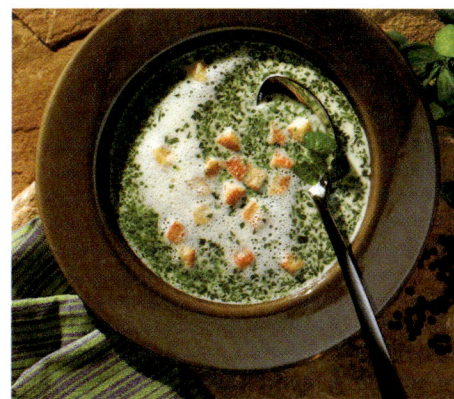

Frühlingsgruß mit würzigem Käse: Brunnenkressesuppe.

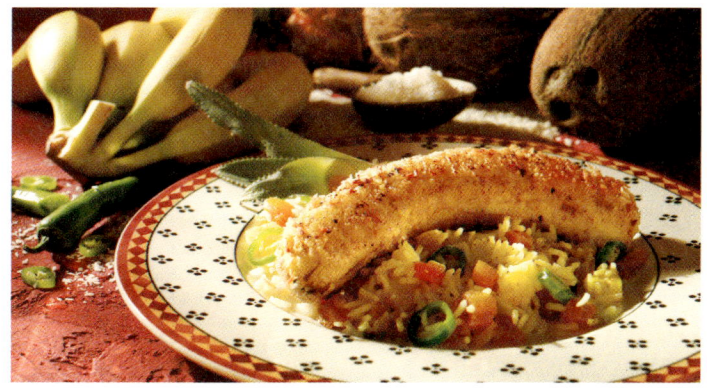

Die gebackene Banane macht Süßmäuler glücklich.

Vorwort

Wer in Harmonie mit der Natur lebt, weiß: Der Mond spielt in unserem Leben eine wichtige Rolle. Der Erdtrabant hat nicht nur Einfluss auf die Gezeiten der Meere und damit das gesamte Leben in der Welt, sondern auch darauf, wie es um uns ganz persönlich bestellt ist: um unsere Gesundheit, unsere Ernährung – und damit auch um Abnehmen und Diät. Sie haben ein paar Pfunde oder gar Kilos zu viel auf den Hüften? Wenn Sie schon Erfahrungen beim Abnehmen haben, wissen Sie: Crashdiäten bringen Sie nicht weiter. Ihr Gewicht geht dabei zwar rasch runter, leider aber auch schnell wieder rauf – wie ein Jojo. Kein Wunder also, dass Sie nun endlich nach einer Ernährungsweise suchen, bei der Sie abnehmen – und zwar auf gesunde Art und Weise! –, und die Ihnen natürlich und ausgewogen erscheint. Und die natürlich auf Dauer Erfolge bringt! Natürlich wissen Sie: Was Sie in den letzten Jahren, vielleicht sogar Jahrzehnten beim Essen »gesündigt« haben, werden Sie nicht innerhalb weniger Wochen wieder los. Sie können aber sicher sein: Wer langsam ans Ziel kommt, hat dafür sicheren und lang anhaltenden Erfolg. Halten Sie sich dabei an den Mond – er hilft Ihnen dabei! Und das ohne Kalorientabelle und ohne Spezialgerichte, die schwierig zuzubereiten sind und für die Sie extra Zutaten brauchen, die Sie nicht überall bekommen. Das Schöne an der mondgerechten Ernährung:

- Sie werden sich nichts versagen müssen.
- Sie werden auf nichts verzichten.
- Sie werden allerdings anfangen, sich konsequent ausgewogen zu ernähren.

Das Wichtigste bei aller Abnehmerei: Sie müssen sich mit Ihrem Gewicht wohl fühlen. Also nehmen Sie besser nicht ab, weil Sie irgendeinem Schönheitsideal nacheifern wollen.

Das ist das ganze Geheimnis. Und es ist gar nicht schwer! Sehr schnell werden Sie merken, dass Sie ganz automatisch in der Zeit des abnehmenden Mondes weniger essen. Dann haben Sie's schon geschafft:

- Sie leben im richtigen Rhythmus und in Harmonie mit der Natur und dem Mond.

● Sie haben gelernt, wieder auf Ihren Körper und seine Bedürfnisse zu hören.

● Sie unterscheiden genau, ob Sie wirklich Hungergefühle verspüren oder nur »Lust« oder Appetit auf etwas zu essen oder zu trinken haben.

Pro Monat werden Sie etwa zwei Kilogramm abnehmen – das ist eine gesunde Regel, die Sie anstreben sollten. Sind Sie jung und ganz gesund, dürfen es sogar vier Kilogramm monatlich sein. Sind Sie dagegen schon etwas älter und gesundheitlich nicht so stabil, reichen 500 bis 1000 Gramm Gewichtsverlust pro Monat aus.

Eines allerdings können Sie sich jetzt schon merken: Für einzelne Diättage nutzen Sie stets die Phase des Neumonds aus. Planen Sie dagegen eine langfristige Ernährungsumstellung, sollten Sie die Zeit des abnehmenden Mondes nutzen, also die Tage nach Vollmond. Ein Blick an den Himmel (oder in den Mondkalender) genügt also – und Sie wissen, woran Sie sind:

● Ob Sie beim Essen eher ein wenig Zurückhaltung üben sollten – in den zwei Wochen, in denen die zunehmende Mondsichel am Nachthimmel steht.

● Oder ob Sie sich etwas mehr »leisten« können – in der Phase des abnehmenden Mondes.

Auf jeden Fall wünsche ich Ihnen viel Erfolg!

Franziska von Au

Neumond und Vollmond sind von entscheidender Bedeutung für unser Leben.

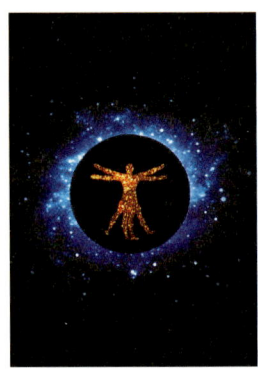

Mond und menschlicher Körper

Der Einfluss des Mondes bestimmt unser ganzes Leben.

Der Mondrhythmus

Der Mond umrundet die Erde in einem Zeitraum von etwa vier Wochen. Dieser so genannte siderische Monat dauert genau 27 Tage, 7 Stunden, 43 Minuten, 11,5 Sekunden. In jeder Phase dieses Laufs hat der Mond eine unterschiedliche Wirkung auf Mensch und Natur. Der Erdtrabant durchläuft innerhalb des siderischen Monats alle zwölf Tierkreiszeichen. In jedem »verweilt« er etwa zweieinhalb Tage – und dies beeinflusst uns ebenfalls auf unterschiedlichste Art und Weise. Die nachstehende Tabelle zeigt Ihnen auf einen Blick, in welchen Monaten der zu- bzw. abnehmende Mond in einem bestimmten Tierkreiszeichen steht.

Einmal im Monat durchläuft der Mond alle zwölf Sternzeichen. Es gibt keine »guten« oder »schlechten« Zeichen, sie haben nur unterschiedliche Einflüsse auf den Mond und somit auf das irdische Leben. Wer diese kennt, kann im Einklang mit dem Mond leicht abnehmen und sich wohl fühlen.

Zeichen	Zunehmender Mond	Abnehmender Mond
Widder	Okt.-April	April-Okt.
Stier	Nov.-Mai	Mai-Nov.
Zwilling	Dez.-Juni	Juni-Dez.
Krebs	Jan.-Juli	Juli-Jan.
Löwe	Febr.-Aug.	Aug.-Febr.
Jungfrau	März-Sept.	Sept.-März
Waage	April-Okt.	Okt.-April
Skorpion	Mai-Nov.	Nov.-Mai
Schütze	Juni-Dez.	Dez.-Juni
Steinbock	Juli-Jan.	Jan.-Juli
Wassermann	Aug.-Febr.	Febr.-Aug.
Fische	Sept.-März	März-Sept.

Die Mondphasen

Der Zyklus, während dessen sich uns der Mond in seinen vier unterschiedlichen Phasen zeigt, wird auch folgendermaßen eingeteilt:

- Das erste Viertel reicht vom Neumond bis zum zunehmenden Halbmond.
- Das zweite dauert vom zunehmenden Halbmond bis Vollmond.
- Das dritte Viertel erstreckt sich vom Vollmond bis zum abnehmenden Halbmond.
- Und das vierte von abnehmendem Halbmond bis Neumond.

Jedes Viertel dauert also etwa sieben Tage. Dabei haben Beginn und Höhepunkt des Mondzyklus – also Neu- und Vollmond – eine Sonderstellung inne. Man schreibt ihnen seit Anbeginn der Himmelsbeobachtung eine besondere Bedeutung zu. Denn die vier Mondphasen lassen sich auch so deuten:

- Ende des Neumonds – Beginn oder Zeugung
- Zunehmender Mond – Geburt und Wachstum
- Vollmond – volle Reife
- Abnehmender Mond – Siechen und Sterben
- Beginn des Neumonds – der Tod.

Die Wiedergeburt wird dann durch die erneut auftauchende schmale Sichel des zunehmenden Mondes symbolisiert.

Mond und Organismus

Für unseren Organismus hat dies folgende Bedeutung:

Bei Neumond wird alles begünstigt, was mit einem Neuanfang zu tun hat. Fasten ist in dieser Phase besonders erfolgreich, denn dem Neumond wird verstärkte Heilkraft zugeschrieben.

Bei zunehmendem Mond nimmt Ihr Körper alles, was Sie ihm zuführen, besser auf: In dieser Phase kann man Kraft und Energie speichern.

Bei Vollmond verwandeln sich die geheimnisvollen Energien ins Gegenteil: vom Aufnehmen zum Abgeben.

Dem abnehmenden Mond sagt man nach, er habe »abgebende Qualitäten«. Zum Abnehmen ist diese Phase besonders gut geeignet.

Der Mond hat großen Einfluss auf unser Leben – auch auf Ernährung und Gesundheit.

7

Mond und Appetit

Sicher ist Ihnen schon einmal aufgefallen: Manchmal hat man richtig Lust auf etwas Süßes, an anderen Tagen eher auf eine Riesenschüssel Salat. Aber nicht nur der Appetit, sondern auch die Frage, ob uns eine Mahlzeit bekommt oder nicht, hängt mit dem Mond zusammen:

● Bei zunehmendem Mond hat man leicht einmal ein Völlegefühl.
● Bei abnehmendem Mond verträgt man »Blähendes« besser.

Auch für unser Körpergewicht gilt die Faustregel:

● Bei zunehmendem Mond nehmen wir eher etwas zu – auch wenn wir uns »normal« ernähren.
● Bei abnehmendem Mond dagegen können wir unser Gewicht halten, selbst wenn wir nicht allzu sehr auf »Dickmacher« achten.

Mond und Essgewohnheiten

Nach den Mondphasen stellen Sie nun Ihre Ernährungsgewohnheiten um:

● Neumond ist der richtige Zeitpunkt, um eine Diät zu beginnen oder auf eine andere Ernährungsweise umzusteigen. Jetzt fällt es Ihnen viel leichter maßzuhalten: Der Organismus wird entlastet, kann neue Kräfte tanken – das bringt positive Ergebnisse für Ihre Diätpläne.

Ein Blick an den Nachthimmel (oder in den Mondkalender) genügt: Für einzelne Diättage nutzen Sie stets den Neumond aus. Planen Sie eine langfristige Ernährungsumstellung, beginnen Sie in der Zeit des abnehmenden Mondes, also in den Tagen nach Vollmond.

● Bei zunehmendem Mond versuchen Sie ein wenig darauf zu achten, dass Sie nicht gerade Schlemmertage einlegen. Halten Sie in diesen Tagen Maß und schlagen Sie nicht über die Stränge!
● Der Vollmond ist ein Wendepunkt: Sie erhalten sich Ihre schlanke Linie bzw. erreichen Sie schneller, wenn Sie an den beiden Tagen vor Vollmond und auch an diesem Tag selbst nicht gerade »zuschlagen«.
● Der abnehmende Mond begünstigt Ihre Pläne für eine schlanke Figur. Selbst wenn Sie jetzt hin und wieder mal zu viel essen oder zu Schokolade und Eiscreme greifen: Die Kalorien werden sich in dieser Mondphase nicht gleich an Bauch und Hüften ansetzen.

Fürs Erste mag es ausreichen, dass Sie sich nach dem zunehmenden und/oder abnehmenden Mond richten. Genauso wichtig jedoch sind die Tierkreiszeichen, durch die der Mond seine Bahn zieht.

Der Mond in den Tierkreiszeichen

Einmal monatlich durchläuft der Mond alle zwölf Sternzeichen, die auf seine Impulse und somit auf das irdische Leben ganz unterschiedliche Einflüsse haben. Den Abstand zwischen zwei Neumonden nennt man synodischen Monat, und die Zeitspanne beträgt genau 29 Tage, 12 Stunden, 44 Minuten, 2,9 Sekunden. Für jedes Tierkreiszeichen bleiben da etwa zweieinhalb Tage. Es wäre nun aber falsch zu glauben, man könne die Sternzeichen einfach danach einteilen, welche »gut« oder »schlecht« für eine erfolgreiche Diät sind. Astrologen kennen keinerlei qualitativen Unterschiede bei der Wirkung der Tierkreiszeichen; alle haben ihre Vor- und Nachteile. Man muss lediglich erkennen, wann welches Zeichen für einen ganz persönlich eher positiv oder eher negativ wirkt. Wenn Sie wissen, welche Zeichen für welche Tätigkeiten gut geeignet und weniger gut geeignet sind, können Sie sich darauf einstellen. Ein Blick in den Mondkalender hätte Ihnen vielleicht zeigen können: Es ist gerade zunehmender Mond, zudem steht der Erdtrabant noch in einem Tierkreiszeichen, dessen Einfluss auf die Nahrungsqualität (siehe Kapitel »Mond und richtige Ernährung«) genau dem entgegensteht, was Sie erreichen wollen.

Neben den einzelnen Mondphasen haben die zwölf Tierkreiszeichen, durch die der Mond wandert, ganz unterschiedliche Wirkungen.

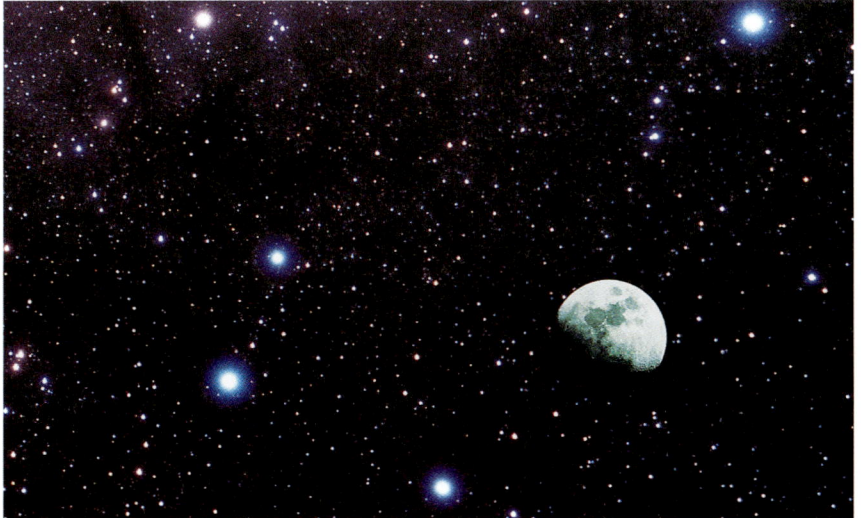

Am dunklen Nachthimmel lassen sich die verschiedenen Sternzeichen erkennen, hier Schütze.

9

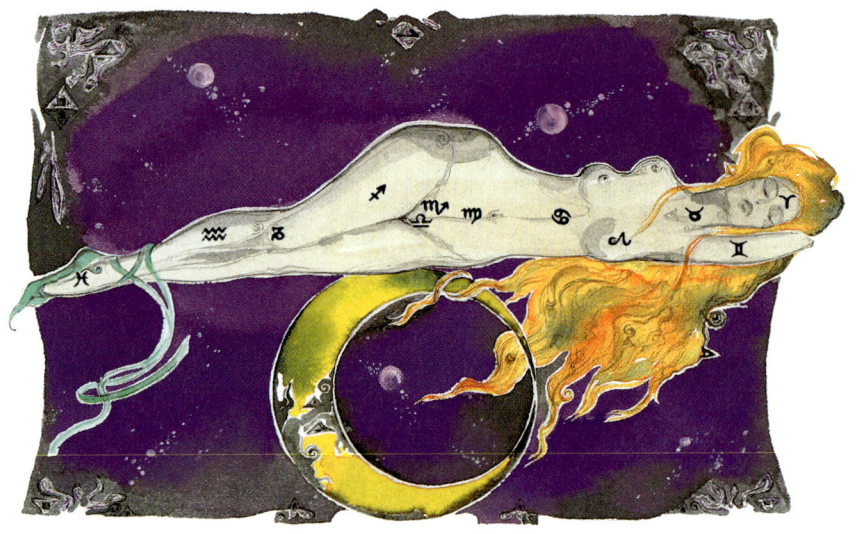

*Die einzelnen Tier-
kreiszeichen beein-
flussen jeweils andere
Körperteile.*

Mond und Körperregionen

**Die Mondregel des
Hippokrates besagt:
»Man darf keinen
Körperteil operieren,
der von einem Tier-
kreiszeichen regiert
wird, durch das der
Mond gerade läuft.«**

Der griechische Arzt Hippokrates (* um 460 v. Chr., † um 377 v. Chr.) gilt heute noch als der große Heiler der Antike. Er hat uns nicht nur den nach ihm benannten Eid »hinterlassen«, den bis in unsere Zeit hinein jeder Arzt leisten musste und in dem sich jeder Mediziner verpflichtete, bedingungslos dafür Sorge zu tragen, dass menschliches Leben erhalten wird. Hippokrates hat auch eine wichtige Regel aufgestellt, die leider in Vergessenheit geraten ist; erst in den vergangenen Jahren, als die Volksheilkunde wieder entdeckt wurde, kamen auch jene seiner Überzeugungen wieder zu Ehren, die mit dem Einfluss des Kosmos auf das irdische Leben zu tun haben. Der »Vater der Heilkunde« war sicher, dass die Gesundheit eines Patienten auch von den Sternen und vor allem vom Mond abhängen. Seine medizinischen Vorschriften, zu finden in der »Corpus Hippocratium«, einer Schriftensammlung des ärztlichen Wissens im Altertum, legten u. a. fest: »Berühre nicht mit Eisen den Teil eines Körpers, der von einem Zeichen regiert wird, durch das Mond gerade läuft.«

Tierkreiszeichen und Körper

Nach der astrologischen Medizin sind Mensch und Kosmos untrennbar miteinander verbunden. Die Menschen sind ja vom scheinbaren Jahreslauf der Sonne um die Erde abhängig. Das astrologische Jahr beginnt immer mit dem 21. März: dem ersten Zeitpunkt im Jahr, an dem Tag und Nacht gleich lang sind und die Sonne scheinbar ins Tierzeichen des Widders eintritt. Danach »wandert« sie durch elf weitere Tierkreiszeichen. Nach diesem kosmischen Gesetz teilt auch der Mensch seinen Körper in zwölf Regionen ein. Die Sonne wird im Widder »geboren« – also ordnete man den Kopf, mit dem ein Mensch bei seiner Geburt normalerweise das Licht der Welt erblickt, ebenfalls dem Widder zu. Die gesamte Einteilung und Zuordnung der Körperbereiche sieht folgendermaßen aus:

- Dem Widder-Einfluss unterliegen Kopf, Gesicht, Gehirn und Augen.
- Der Stier bestimmt Hals, Kehlkopf und Mandeln sowie die Ohren, die Zähne und den Kiefer.
- Die Zwillinge sind das entsprechende Zeichen für die Schultern, Arme und Hände, aber auch für Bronchien und Thymusdrüse.
- Der Krebs beeinflusst Brust, Lunge sowie Magen, Leber und Galle.
- Der Löwe regiert das Herz und die Hauptschlagader im Körper, die Aorta, sowie den Rücken und die Wirbelsäule.
- Der Jungfrau werden Dick- und Dünndarm, Bauchspeicheldrüse, Milz und Nerven zugeordnet.
- Die Waage hat Einfluss auf Nieren, Blase, Hüftbereich sowie den Gleichgewichtssinn.
- Dem Skorpion unterstehen Geschlechtsorgane und Harnleiter.
- Der Schütze ist das »zuständige« Tierkreiszeichen für Oberschenkel und Venen.
- Der Steinbock-Einfluss wirkt sich auf Knochen, Gelenke (vor allem die Knie) und die Haut aus.
- Der Wassermann wirkt auf die Waden und Venen in diesem Bereich.
- Die Fische finden ihre Entsprechung in den Zehen und Füßen. Allgemein gilt für dieses Sternzeichen: Seinem Einfluss unterliegt der gesamte Körper, soweit er mit Flüssigkeiten zu tun hat.

Die astrologische Medizin legt genau fest, welcher Körperteil den einzelnen Tierkreiszeichen zugeordnet ist.

11

Mond und richtige Ernährung

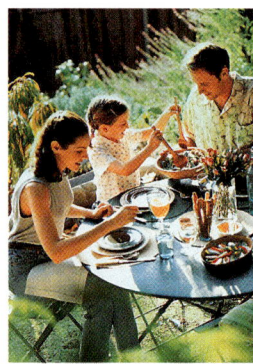

*Gesundes,
vitales Leben.*

Als Faustregel sollten Sie sich merken: Aus Stufe eins und zwei sollte sich der Großteil Ihres täglichen Speisezettels zusammensetzen. Die zweite Regel: Abwechslung ist wichtig! Denn jedes Lebensmittel ist unterschiedlich aus Nähr- und Ballaststoffen zusammengesetzt. Die einen Gemüse- und Obstsorten liefern beispielsweise viel Vitamin A und C, andere enthalten viel Folsäure, Kalzium oder Eisen.

Die Ernährungspyramide

Das Grundprinzip einer gesunden Ernährung besteht schlicht darin, aus dem vorhandenen Nahrungsmittelangebot eine gute Auswahl zu treffen. Das klingt ganz leicht, meinen Sie? Es ist auch einfach, zumindest dann, wenn Sie ein paar – nur wenige! – Regeln dazu kennen. Als »Eselsbrücke« dient dabei die Ernährungspyramide: Sie wird vom US-Ministerium für Landwirtschaft empfohlen und baut sich auf vier Stufen auf. Je höher die Pyramide ist, desto weniger der darin verzeichneten Lebensmittel sollten Sie zu sich nehmen.

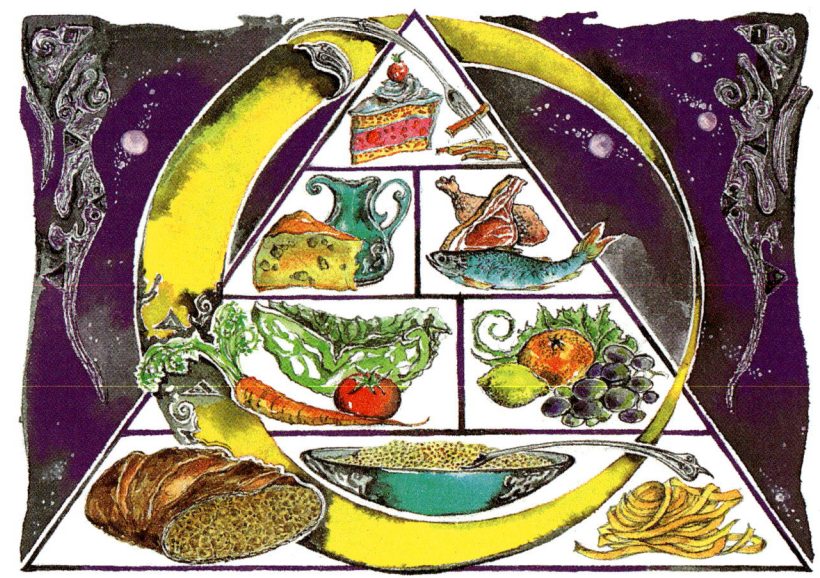

- Der Sockel der Pyramide besteht aus den Grundnahrungsmitteln. Zu ihnen gehören Brot, Getreide, Reis und Nudeln. Sie alle bestehen aus komplexen Kohlenhydraten.
- Die zweite Stufe der Pyramide teilt sich in zwei gleich große Felder auf: eines für Obst, das andere für Gemüse. Auch diese Nahrungsmittel enthalten einfache und komplexe Kohlenhydrate.
- Die dritte Stufe teilen sich tierische und pflanzliche Eiweißlieferanten. Aus beiden Gruppen sollte man nur geringe Mengen essen, weil sie reich an Cholesterin und gesättigten Fettsäuren sind.
- An der Spitze der Pyramide findet man Fette, Öle und Süßigkeiten. In diesen Lebensmitteln ist nur sehr wenig an Nährstoffen enthalten, deshalb sollten sie auf dem Speiseplan nur sehr selten bzw. in sehr geringem Maße auftauchen.

Mond, Tierkreiszeichen und Nahrungsqualität

Unsere Ahnen waren fest davon überzeugt, dass der Mond in sehr großem Ausmaß ihr Leben beeinflusst – fast alles wurde auf ihn und seine Bahn am Firmament zurückgeführt. Sein Weg führt Monat für Monat durch die zwölf Sternzeichen, deren unterschiedliche Impulse sich der Natur und dem Menschen über die vier Urelemente mitteilen, wie sie schon die alten Griechen kannten.

Die Erdtage
Dem Element Erde gehören die Tierkreiszeichen Stier, Jungfrau und Steinbock an. Diese beeinflussen während der Tage, an denen der Mond in ihnen steht, bei den Pflanzen den Wurzelbereich und bei den Menschen den Blutkreislauf.

Die Wassertage
Dem Element Wasser rechnet man die Tierkreiszeichen Krebs, Skorpion und Fische zu. Diese beeinflussen an den Tagen, wenn der Mond sich in ihnen befindet, bei den Pflanzen den Blattbereich und bei den Menschen das Nervensystem.

Sie leiden unter Bluthochdruck und müssen eine salzarme Diät einhalten? Dann tut besondere Vorsicht Not! Vor allem an Erdtagen sollten Sie stark gesalzene Speisen, aber auch Speck und Salzgurken meiden.

13

Die Lufttage

Dem Element Luft werden die Tierkreiszeichen Zwillinge, Waage und Wassermann zugeordnet. Diese beeinflussen während der Tage, an denen der Mond sie durchwandert, bei den Pflanzen den Blütenbereich und bei den Menschen das Drüsensystem.

Die Feuertage

Zum Element Feuer gehören die Tierkreiszeichen Widder, Löwe und Schütze. Diese beeinflussen an den Tagen, da der Mond in ihnen steht, bei den Pflanzen den Fruchtbereich und bei den Menschen die Sinnesorgane.

Die Wirkung auf den Organismus

Salz

An den Erdtagen beeinflussen die Impulse des Mondes, der in Stier, Jungfrau oder Steinbock steht, die Salzqualität. Vor allem für die Bluternährung ist Salz sehr wichtig, dessen Wirkung jetzt sehr günstig ist. Falls man aber aus Gesundheitsgründen, beispielsweise bei Bluthochdruck, salzarm essen muss, sollte man an diesen Tagen sehr vorsichtig sein, weil nun auch schon geringe Mengen eine negative Wirkung haben können.

Kohlenhydrate

An den Wassertagen bedingt die Wirkung des Mondes, der sich in Krebs, Skorpion oder Fische befindet, eine besondere Qualität der Kohlenhydrate. Diese gelten ja oft als »Nervennahrung« und werden durchaus benötigt. Falls man aber unter Stoffwechselproblemen leidet und eh abnehmen möchte, sollte man an diesen Tagen kürzer treten, da kohlenhydratreiche Nahrung jetzt mehr ansetzt.

Fett

An den Lufttagen nimmt der Mond, der gerade Zwillinge, Waage oder Wassermann durchwandert, Einfluss auf die Qualität von Fetten und Ölen. Diese versorgen vor allem das Drüsensystem des Menschen. Jetzt kann man beispielsweise aus Oliven wesentlich mehr Öl gewinnen als an anderen Tagen, und auch unser Körper verhält sich entsprechend: Er wertet Fette und Öle anders aus, kann sie besser verarbeiten. Wem Fett

> Wer das Gefühl hat, seine Drüsen funktionierten manchmal nicht so richtig, sollte auf die Lufttage achten. Ändern Sie Ihre Ernährung ein wenig – Sie müssen deshalb ja auf nichts verzichten, sondern »leisten« sich Ihre Lieblingsspeisen einfach an einem anderen Tag.

14

aber grundsätzlich nicht bekommt, sollte fettreiche Lebensmittel an diesen Tagen besser meiden.

Eiweiß

An den Feuertagen bedingen die Impulse des Mondes, der Widder, Löwe oder Schütze durchläuft, die Eiweißqualität. Unser Körper kann jetzt alle zugeführten Eiweiße besser auswerten und verarbeiten. Das unterstützt den Zellaufbau, stärkt die körperliche und geistige Kraft. Wer aber zu Verdauungsschwierigkeiten neigt, sollte an diesen Tagen sehr vorsichtig sein, da ein Überangebot an Eiweiß besondere Probleme bereiten kann.

Einzelne Lebensmittel

Neben diesem groben Überblick, welche Lebensmittelgruppen welchen Tierkreiszeichen zugeordnet werden, finden Sie eine detaillierte Aufstellung der Lebensmittel in den Tabellen auf den inneren Umschlagseiten sowie zu Beginn eines jeden Rezeptkapitels in den Marginalspalten.

Element	Tierkreis- zeichen	Tag	Nahrung	Pflanzenteil
Feuer	Widder Löwe Schütze	Feuertag	Eiweiß	Frucht
Wasser	Krebs Skorpion Fische	Wassertag	Kohlenhydrate	Blatt
Erde	Stier Jungfrau Steinbock	Erdtag	Salz	Wurzel
Luft	Zwillinge Waage Wassermann	Lufttag	Fett	Blüte

Am besten führen Sie einige Monate genau Buch: Schreiben Sie auf, was Ihnen wann besonders gut schmeckt und gut tut. Sie werden entdecken, dass dies oft den gerade beschriebenen Zusammenhängen entspricht. Dann wird es Ihnen sicher nicht mehr passieren, dass Ihnen eine Speise oder ein Nahrungsmittel nicht bekommt. Die Wirkung der einzelnen Nahrungsmittel ist natürlich nicht für jeden Menschen gleich: Sie werden nicht umhin kommen, selbst herauszufinden, wie Ihr Körper die einzelnen Lebensmittel »annimmt« oder eher »verweigert«.

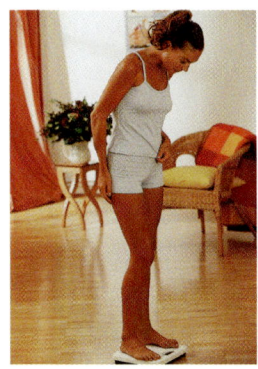

Die Waage bringt es ans Licht: Normal-, Über oder Untergewicht.

Erfolgreiches Abnehmen

Broca-Formel und Body-Mass-Index

Ernährungswissenschaftler wissen: Diäten machen dick. Wer jedes Jahr aufs Neue auf Crashdiäten hereinfällt, in denen »zwei Kilogramm pro Woche!« versprochen werden, kennt das böse Spiel: Etliche Kilogramm verschwinden, sind aber schnell wieder da, sobald man sich »normal« ernährt. Diesen Jojo-Effekt haben Sie selbst bestimmt auch schon am eigenen Körper erlebt.

Broca-Formel

Die Broca-Formel hat ausgedient und wird nur noch als grober Richtwert für das richtige Gewicht verwendet. Besser und genauer ist der BMI-Wert.

Bis vor einigen Jahren gab es eine ganz einfache Rechnung, um das Normalgewicht festzustellen – die Broca-Formel. Danach errechnete man das Normalgewicht so:

Körpergröße (in Zentimetern) minus 100 = Normalgewicht in Kilogramm. Für das Idealgewicht zog man bei Männern nochmals zehn Prozent, bei Frauen 15 Prozent ab. Ein Mann von 175 Zentimeter Körpergröße könnte danach 75 Kilogramm wiegen (Normalgewicht); sein Idealgewicht läge allerdings bei nur 67,5 Kilogramm. Natürlich ist die Broca-Formel nicht falsch – als grober Richtwert ist sie immer noch nützlich. Forschungen ergaben jedoch: Bei Berechnungen mit der Broca-Formel wurden kleine Menschen oft als übergewichtig eingestuft, große Menschen dagegen selten.

Body-Mass-Index

Heute berechnet man das Gewicht nach einer anderen Methode. Die scheint auf den ersten Blick kompliziert, ist es aber gar nicht. Der Body-Mass-Index (BMI) berücksichtigt Körpergröße und Gewicht.

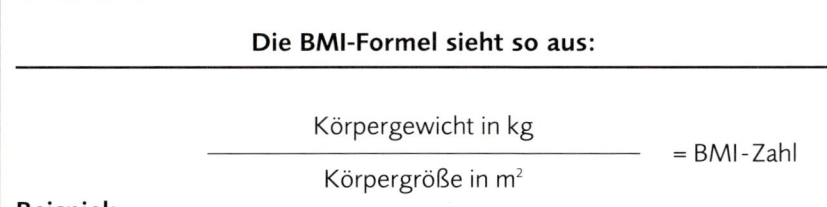

Die BMI-Formel sieht so aus:

$$\frac{\text{Körpergewicht in kg}}{\text{Körpergröße in m}^2} = \text{BMI-Zahl}$$

Beispiel:

Sie sind weiblich und wiegen 62 Kilogramm bei einer Körpergröße von 1,59 Meter. Ihr BMI-Wert errechnet sich also aus 62 geteilt durch 1,59 im Quadrat. Das ergibt 62:2,5281=24,52.

Sie liegen nach der BMI-Tabelle also gerade noch im Bereich des Normalgewichts, denn man geht davon aus, dass bei Frauen ein BMI-Wert zwischen 19 und 24 wünschenswert ist, bei Männern dagegen sollte der Wert zwischen 20 und 25 liegen.

	Männer	Frauen
Untergewicht	< 20	< 19
Normalgewicht	20–25	19–24
Übergewicht	25–30	24–30
Adipositas/Fettsucht	30–40	30–40
Massive Adipositas	> 40	> 40

Das Wohlfühl-Gewicht

Immer häufiger kommen Ärzte und Ernährungswissenschaftler zu der Erkenntnis, dass man sich nicht sklavisch an die vorgegebenen Werte in der Tabelle des Normal- oder Idealgewichts halten sollte oder gar müsste. Mit dem BMI haben Sie zwar schon einen relativ großen Spielraum für die Spanne des »richtigen« Gewichts. Das Wichtigste ist aber, dass Sie sich in Ihrem Körper wohl fühlen. Da können es ruhig ein paar Pfunde (oder sogar Kilogramm!) mehr sein, als das Ideal- oder Normalgewicht »vorschreibt«.

Wir ernähren uns weniger ausgewogen als unsere Vorfahren. Zuviel Fett, zuviel Zucker und auch zuviel Eiweiß zeigen eindeutig ihre Wirkung auf der Waage und machen uns krank!

Sie müssen nämlich gar nicht streng Diät halten, um auf gesunde Weise abzunehmen. Es reicht aus, wenn Sie sich vernünftig und ausgewogen ernähren (siehe Kapitel »Mond und richtige Ernährung«). Wer aus dem reichhaltigen Angebot an Lebensmitteln die richtige Auswahl trifft und zum Beispiel nach der Ernährungspyramide einkauft und isst, kann fast nichts falsch machen.

Crashdiät oder langsames Abnehmen?

Der richtige Weg

Sie wissen es sicher schon: Pro Monat sollten Sie je nach Alter und körperlicher Verfassung etwa 500 Gramm bis maximal vier Kilogramm abnehmen. Mehr ist für Ihren Körper eine zu große Belastung. Nehmen Sie Abschied von dem Gedanken, dass Sie die Figur eines Topmodels brauchen, um glücklich zu sein. Gehen Sie lieber davon aus, dass Sie sich langsam, aber sicher an ein Gewicht heranarbeiten, mit dem Sie sich wohl fühlen, und dies auf Dauer. Mit der Monddiät werden Sie Pfund für Pfund verlieren – und das auf angenehme Weise:

Halten Sie sich an die Ernährungspyramide und greifen Sie vor allem bei Obst und Gemüse zu. Nüsse sind wahre »Kraftpakete« und damit als kleine Zwischenmahlzeit ideal.

- Ohne sich kasteien zu müssen.
- Ohne zu fasten und zu hungern.
- Ohne dauernd Kalorientabellen einzusehen.
- Ohne jede Mahlzeit kalorien- oder joulemäßig zu berechnen. Lediglich dadurch, dass Sie sich ausgewogen ernähren – d. h., dass Sie gesunde Nahrungsmittel zu sich nehmen.

In welchem Zeitraum wie viel abnehmen?

Die gesunde Regel heißt: pro Monat zwei Kilogramm. Wer jung ist oder topfit und gesund, darf vier Kilogramm pro Monat – also ein Kilogramm pro Woche – abnehmen. Wer dagegen schon ein wenig älter oder gesundheitlich nicht so stabil ist, sollte den Gewichtsverlust noch langsamer anstreben: Dann reichen 500 bis 1000 Gramm monatlich aus. Gewicht das Sie kurzfristig an einem »Fresswochenende« oder im Urlaub zugelegt haben, können Sie auch schneller wieder abspecken: mit einem Obsttag in der Woche oder einer zwei- bis dreitägigen Traubenkur. Lernen Sie wieder auf Ihren Körper zu hören. Unterscheiden Sie wirkliche Hungergefühle von »Lust auf ...«.

Grundsätze und Tipps

Der richtige Zeitpunkt für den Start

Stichtag für Ihre Entscheidung, etwas Gutes für die Figur zu tun, ist der Beginn eines neuen Mondzyklus – also die Zeit des Neumonds. Jetzt sollten Sie den Entschluss fassen, dann werden Sie vom Erdtrabanten in Ihrem Vorhaben unterstützt. Diät und Abnehmen kommen uns wie die logische Folge unseres Einklangs mit der Natur vor. Die Durchsetzungskraft ist jetzt ganz besonders hoch – gerade beim Diäthalten. Beginnen Sie daher am besten mit ein paar Obst- oder Fastentagen. Wer das Zuviel an Nahrungszufuhr jetzt nämlich stoppt, wird den Körper entlasten und neue Energien tanken.

Selbst bei einer Nulldiät, also wenn Sie gar nichts essen, sondern nur viel Mineralwasser und Kräutertee trinken, nehmen Sie pro Woche höchstens etwa drei Kilogramm ab. Auch das ist bloß Wasser, denn Fettgewebe braucht einfach länger, um sich abzubauen. Der Körper geht erst nach und nach an seine »eisernen« Reserven.

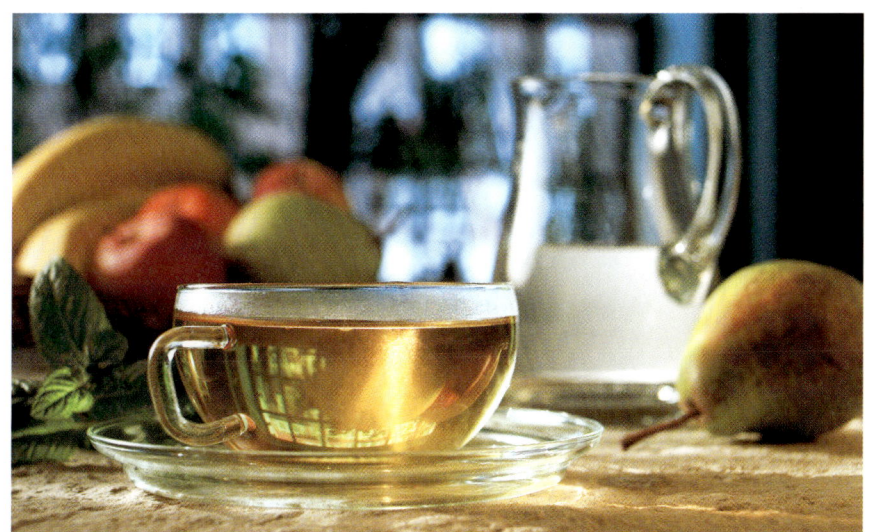

Naturreine Säfte und Tees helfen den Körper zu entschlacken.

19

Körpertraining hält nicht nur fit, sondern unterstützt den Organismus auch beim Abnehmen.

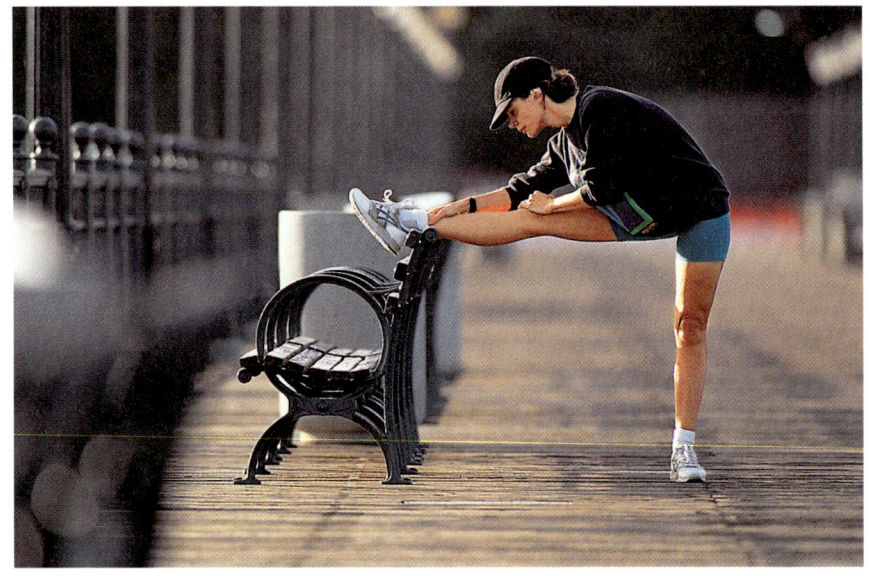

Genügend Flüssigkeitsaufnahme

Fassen Sie den Entschluss zum Abnehmen an Neumond und passen Sie dann in der Phase des zunehmenden Mondes besonders auf – jetzt legt man leichter an Gewicht zu. Erst bei abnehmendem Mond entschlackt der Körper leichter.

Sie wissen sicherlich aus zahlreichen anderen Diäten: Viel trinken unterstützt unseren Organismus beim Abnehmen. Das ist bei der Monddiät nicht anders. Die Grundregel bei der Monddiät heißt also: täglich zwei bis zweieinhalb Liter Flüssigkeit zu sich nehmen! Beim Abnehmen geht der Körper nämlich an die Reserven und damit ans körpereigene Fett. Vor allem die Nieren arbeiten jetzt auf Höchstleistung. Je mehr man trinkt (Mineralwasser, Tee, verdünnte Obstsäfte), um so leichter fällt den Ausscheidungsorganen diese Schwerarbeit.

Genügend Bewegung

Bewegung tut gut: Ein paar Minuten, besser eine Viertelstunde täglich – soviel Zeit sollten Sie sich nehmen. Auch dann, wenn Sie unter der Doppelbelastung Familie und Beruf stehen. Die beste Zeit – selbst wenn Sie ein Morgenmuffel sind – ist kurz nach dem Aufstehen. Machen Sie ein paar Übungen am offenem Fenster, also sozusagen in frischer Luft. Wenn

Ihnen Frühsport nicht liegt, dann suchen Sie sich eine andere Möglichkeit der körperlichen Betätigung: Treppen steigen statt Lift fahren, das Auto ein bisschen öfter stehen lassen, aufs Fahrrad umsatteln, einmal die Woche ins Schwimmbad gehen.

Nützliche Tipps

Bevor es ans Kochen und damit in den Rezeptteil geht, will ich Ihnen noch ein paar Tipps dafür geben, wie Ihnen das Abnehmen leichter fällt:

- Essen Sie niemals hastig! Denn unser Magen »denkt« langsam: Erst nach etwa einer Viertelstunde meldet er dem Gehirn, dass er satt ist. Wer sich beim Essen keine Zeit nimmt, hat in 15 Minuten schon eine ganze Mahlzeit verzehrt.
- Kauen Sie alles gut! Dadurch wird man erstens schneller satt und schmeckt zweitens das Aroma besser. Außerdem hat der Magen weniger zu tun.
- Essen Sie niemals »automatisch«: weil jetzt Mittagspause ist, weil es Ihnen angeboten wird. Speisen Sie ganz bewusst nur dann, wenn Sie Hunger verspüren – nicht Appetit!
- Lassen Sie Reste stehen, wenn Ihr Hunger gestillt ist. Das ist keine Schande, und Sie sind auch kein kleines Kind mehr, das wie früher »den Teller leer essen« muss.
- Wiegen Sie sich regelmäßig – am besten einmal pro Woche. Benutzen Sie immer dieselbe Waage, wiegen Sie sich zur selben Zeit (am besten morgens vor dem Frühstück) und unbekleidet.
- Abnehmen fängt im Kopf an! Wenn Sie ernsthaft den Entschluss fassen, wird es Ihnen nicht schwer fallen. Vor allem dann, wenn Sie sich an die Mondregel halten: Bei Neumond beginnen!
- Gehen Sie niemals hungrig einkaufen und planen Sie Ihre Einkäufe! Deshalb können Sie Sonderangebote und Saisonschnäppchen trotzdem ausnutzen. Aber Sie haben eine Richtlinie, an der Sie sich orientieren können, um richtig und bewusst zuzugreifen.
- Falls Sie der Hunger dennoch überfällt: Geben Sie kalorienarmem Obst und Gemüse den Vorzug.

Auch Yoga, Entspannungsübungen oder autogenes Training können Sie fit machen. Zwar auf andere Art als Leistungssport, aber nichtsdestotrotz genauso wirksam.

Rezepte – Kochen mit dem Mond

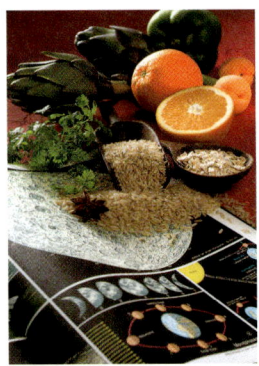

Gesunde Lebensmittel bilden die Grundlage der Monddiät.

In diesem Kapitel finden Sie Rezepte über Rezepte, und zwar für jede Phase und jeden Stand des Mondes im Tierkreis.
Bitte beachten Sie: Wenn nichts anderes vermerkt ist, sind die Rezepte jeweils für vier Portionen berechnet.

Der Mond im Widder

Lebensmittel an Widdertagen:
• Obst/Gemüse

Erdbeere
Feige
Hagebutte
Kirsche
Pflaume
Preiselbeere
Rote Johannisbeere
Sauerkirsche
Stachelbeere
Zitrone
Erbse
Linse
Paprikaschote
Rote Bohne
Saubohne
Tomate

An Widdertagen sollten Sie vor allem eiweißhaltige Speisen und rote Früchte sowie scharf Gewürztes auf den Tisch bringen.
Beispiele für an Widdertagen besonders geeignete Lebensmittel finden Sie links und rechts in der Marginalspalte.

Neumond im Widder ●

Indisches Putengeschnetzeltes mit Reisterrine

Zutaten

300 g Naturreis • Salz • 1 große Möhre • 400 g Brokkoli • 1 kleine Sellerieknolle • 1/2 Bund Petersilie • 2 Eier • Pfeffer • Fett für die Form • 400 g Putenschnitzel • 2 Äpfel • 1 kleine Zwiebel • 1 kleine Knoblauchzehe • 1 kleine Ingwerknolle • 2 TL flüssiger Honig 2 TL Weinessig • 1/2 TL Paprikapulver • 4 EL Geflügelbrühe 4 EL Sahne • 4 Cocktailtomaten

Zubereitung

1 Backofen auf 200 °C (Umluft 180 °C, Gas Stufe 3–4) vorheizen. Naturreis in Salzwasser garen. Möhre, Brokkoli putzen und waschen. Möhre in Scheiben schneiden, Brokkoli in Röschen teilen. Sellerie schälen und klein schneiden. Gemüse in kochendem Wasser 5 Minuten blanchieren. Petersilie waschen, trockentupfen und fein hacken. **2** Eier trennen, Reis und Eigelbe vermischen, mit Salz und Pfeffer würzen, Petersilie hinzugeben. Eiweiß steif schlagen und unter den Reis ziehen. Eine Kastenform (etwa 21 Zentimeter Länge), mit Pergamentpapier auslegen, dieses einfetten. **3** Schichtweise Gemüse und Reismasse einfüllen, mit Reis abschließen. Terrine mit gefettetem Pergamentpapier abdecken und in die mit Wasser gefüllte Fettpfanne des vorgeheizten Backofens stellen. Gemüsereis etwa 30 Minuten garen. **4** In der Zwischenzeit Putenschnitzel würfeln. Äpfel waschen, vierteln, Kerngehäuse entfernen und in Spalten schneiden. Zwiebel und Knoblauchzehe abziehen und klein schneiden. Ingwer schälen und fein hacken. Putenfleisch mit Apfelspalten in eine Schüssel geben, salzen und pfeffern. Zwiebel, Knoblauch, Ingwer, Honig, Weinessig und Paprikapulver hinzufügen, auf vier Alufolien verteilen. Brühe und Sahne verrühren, je 2 Esslöffel auf jede Portion geben. Folien gut verschließen und im vorgeheizten Backofen bei etwa 30 Minuten garen. **5** Reisterrine stürzen, in Scheiben schneiden und mit dem Putengeschnetzelten servieren.

Pro Portion ca. 540 kcal, 2270 kJ

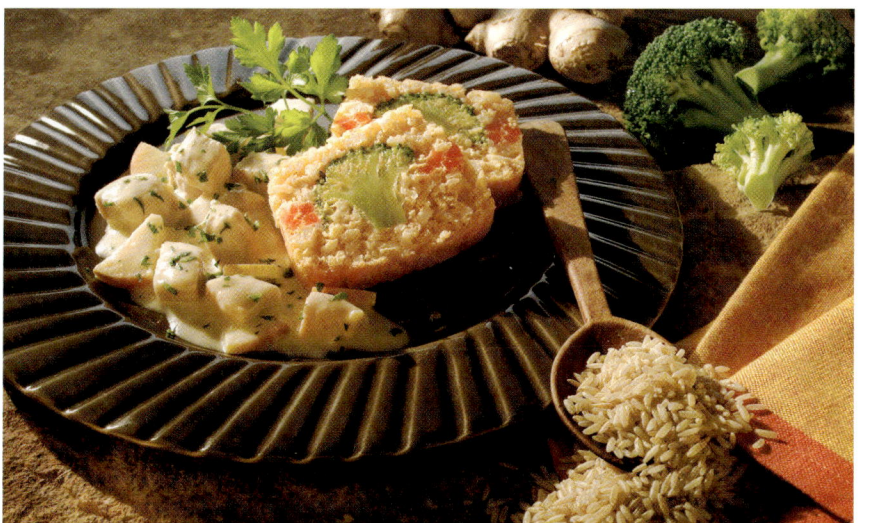

Lebensmittel an Widdertagen:

● **Fleisch/Fisch**

Hammel

Hase

Huhn

Kalb

Lamm

Schaf

Ziege

● **Gewürze/Samen**

Chili

Paprikapulver, scharf

Pfeffer

Tabasco

● **Sonstiges**

Milch

Sauermilch

Joghurt

Käse

Frischkäse

Schafskäse

Ei

Saftiges Geschnetzeltes aus Putenfleisch, asiatisch angehaucht.

Böhmische Liwanzen

Zutaten

1 1/2 Kartoffeln, • 1 l lauwarme, fettarme Milch • 1 Prise Zucker

20 g Hefe • 1 Prise Zucker • 1 Ei • 1 Prise Salz • Mehl nach Bedarf

Fett zum Braten • Puderzucker zum Bestreuen

Zubereitung

1 Die Kartoffeln schälen, reiben und gut ausdrücken. Das Kartoffelwasser stehen lassen und die sich absetzende Stärke wieder zu den Kartoffeln geben. **2** Die lauwarme Milch etwas zuckern und darin die Hefe auflösen. Alle Zutaten vermischen, damit ein dünner Teigbrei entsteht. Den Teig 30 Minuten gehen lassen und dann löffelweise in eine gut ausgefetteten Pfanne (am besten in eine Spiegeleierform) geben und die Liwanzen von beiden Seiten goldbraun backen. Wenn sie fertig sind, warm stellen und kurz vor dem Servieren mit Puderzucker bestreuen.

Tipp Liwanzen schmecken am besten, wenn man sie mit Aprikosenmarmelade oder Pflaumenmus bestreicht.

Pro Portion ca. 330 kcal, 1380 kJ

Liwanzen sind ein bekanntes tschechisches Gebäck aus Hefeteig. Sie haben eine gewisse Ähnlichkeit mit den bei uns bekannten Pfann- oder Eierkuchen.

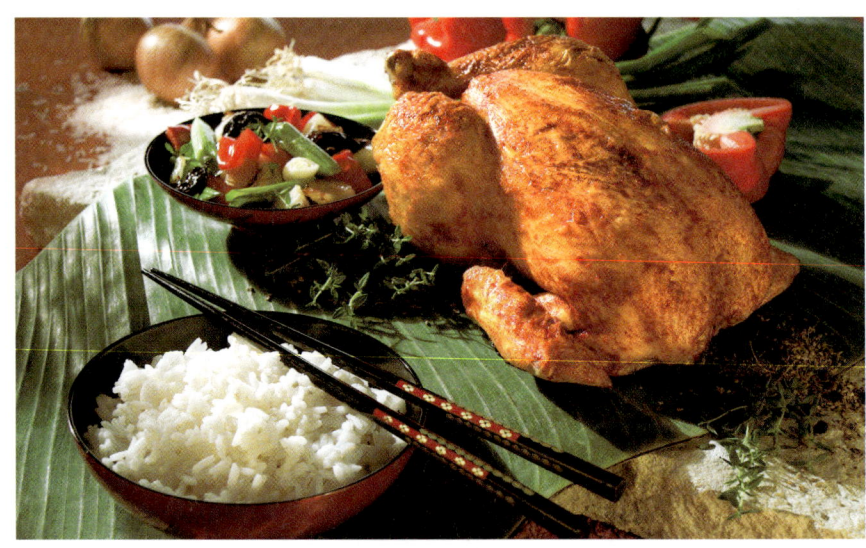

Die würzige Thai-Marinade macht das Hähnchen besonders knusprig (Rezept Seite 25).

Zunehmender Mond im Widder ☽ 🐏

Joghurtmüsli

Zutaten für 1 Portion

150 g Früchte nach Saison und Geschmack • 150 g fettarmer Joghurt
Honig nach Geschmack • 5–6 EL kernige Haferflocken

Zubereitung

1 Die Früchte putzen, waschen und in mundgerechte Stücke schneiden. Mit dem Joghurt vermischen und je nach Süße der Früchte noch etwas Honig zugeben. **2** Die Haferflocken unterheben und sofort servieren.

Pro Portion ca. 340 kcal, 1420 kJ

Thai-Hähnchen mit pikanter Kruste

Zutaten

1 großes Brathähnchen (etwa 1,2 kg) • Salz • Pfeffer • 200 ml Pflaumenwein • 100 ml Reiswein • 100 ml Reisessig • 300 g Zwiebeln 200 g Frühlingszwiebeln • 1 rote Paprikaschote • 200 g entsteinte Backpflaumen • 2 Zweige Thymian • 1 TL gemahlener Koriander 1 TL gemahlener Anis • 1/2 TL Zimt • 50 g Zucker • 400 ml roter Portwein • 1/2 TL Currypulver • 1 Msp. Cayennepfeffer

Reiswein, Reisessig und Pflaumenwein bekommen Sie im Asienladen und in gut sortierten Supermärkten. Ersatzweise nehmen Sie Weißwein, milden Obstessig und Sherry oder Portwein.

Zubereitung

1 Das Hähnchen waschen, trockentupfen, salzen und pfeffern. **2** Für die Marinade Pflaumenwein, Reiswein und Reisessig aufkochen. Zwiebeln abziehen, Frühlingszwiebeln und Paprikaschote putzen und waschen, fein würfeln, bzw. in feine Ringe schneiden. Pflaumen in kleine Stücke schneiden und mit den Zwiebeln, Frühlingszwiebeln, Paprika, gehacktem Thymian und Gewürzen zugeben und aufkochen lassen. Über das Hähnchen gießen, abkühlen lassen und zugedeckt einen Tag marinieren. **3** Hähnchen mit der Gemüsemarinade in einen Bräter geben und in den kalten Backofen auf die unterste Schiene stellen. Den Backofen auf 200 °C (Umluft 180 °C, Gas Stufe 3–4) schalten und

50 Minuten schmoren. Dabei einmal wenden. **4** Inzwischen den Zucker unter Rühren karamellisieren lassen. Portwein zugießen und bei starker Hitze dickflüssig einkochen. Mit Currypulver und Cayennepfeffer würzen. Hähnchen damit bestreichen, weitere 20 Minuten schmoren, zwischendurch mehrmals bestreichen. Hähnchen aus der Gemüsesauce nehmen und die Sauce warm stellen. **5** Den Ofen auf 220 °C (Umluft 200 °C, Gas Stufe 4–5) hoch schalten, Hähnchen auf einen Rost legen und mit der Fettpfanne darunter weitere 20 Minuten knusprig bräunen. Dabei häufig mit der Zuckerlösung bestreichen. Dazu passt Reis.

Pro Portion ca. 740 kcal, 3100 kJ

Vollmond im Widder ○ 🐑

Eierkuchen mit Räucherfisch

Zutaten

6 Eier • 125 g Sahne • 1 Bund Dill • Salz • Pfeffer • 10 g Butter 100 g Schillerlocken

Zubereitung

1 Eier, Sahne und gehackten Dill miteinander verrühren, salzen und pfeffern. **2** Die Butter in einer großen Pfanne zerlassen und die Eiermasse hineingeben. **3** Die Schillerlocken in Stücke schneiden, darauf legen und den Eierkuchen bei schwacher Hitze stocken lassen.

Pro Portion ca. 300 kcal, 1270 kJ

Abnehmender Mond im Widder ☾ 🐑

Petersilien-Gemüse-Kuchen

Zutaten für 6 Portionen

250 g Mehl • 125 g Butter • 4 Eier • 1 Eigelb • 1 Prise Salz Mehl für die Arbeitsfläche • Butter für die Form • 500 g Möhren 500 g Erbsen • 1 Bund • glatte Petersilie • 1 Bund krause Petersilie 200 g Crème fraîche • Muskatnuss • Tabasco • Pfeffer • 100 g geriebener Hartkäse

Schillerlocken sind die geräucherten Bauchlappen des Dornhais. Sie liefern lebensnotwendiges Jod, leider aber auch eine ganze Menge Fett – wie viele andere Räucherfische auch. Sie sollten Sie deshalb »wohldosiert« verwenden.

Zubereitung

1 Den Backofen auf 200 °C (Umluft 180 °C, Gas Stufe 3–4) vorheizen. Mehl, Butter, 2 Eier, Eigelb und Salz zu einem geschmeidigen Teig verkneten und diesen zu einer Kugel formen. 1 Stunde im Kühlschrank ruhen lassen. **2** Teig auf einer bemehlten Arbeitsfläche ausrollen und in eine ausgebutterte Springform legen. Rundherum einen etwa 3 Zentimeter hohen Rand nach oben drücken. **3** Möhren putzen, waschen, in Scheiben schneiden und in kochendem Salzwasser 2 Minuten blanchieren. Abgießen und gut abtropfen lassen. Möhren, gepalte Erbsen und Petersilie auf dem Teigboden verteilen. **4** Restliche Eier mit Crème fraîche und Muskatnuss verquirlen, mit Tabasco, Salz und Pfeffer würzen und über das Gemüse gießen. Zum Schluss den geriebenen Käse darüber streuen. Gemüsekuchen im Backofen etwa 60 Minuten garen.

Tipp Der Petersilien-Gemüse-Kuchen ist genau richtig, wenn Sie viele Gäste bewirten müssen, denn er lässt sich prima vorbereiten und schmeckt »zur Not« auch kalt. Am besten bereiten Sie gleich ein ganzes Backblech voll zu. Dazu benötigen Sie die eineinhalbfache Menge der Zutaten, die Backzeit bleibt unverändert.

Pro Portion ca. 645 kcal, 2700 kJ

Die knackigen Möhren zählen dank ihres hohen Gehaltes an Betakarotin zu den natürlichen Fitmachern. Sie sollten immer mit einem Hauch Fett verzehrt werden, damit das Betakarotin auch gut vom Körper aufgenommen werden kann.

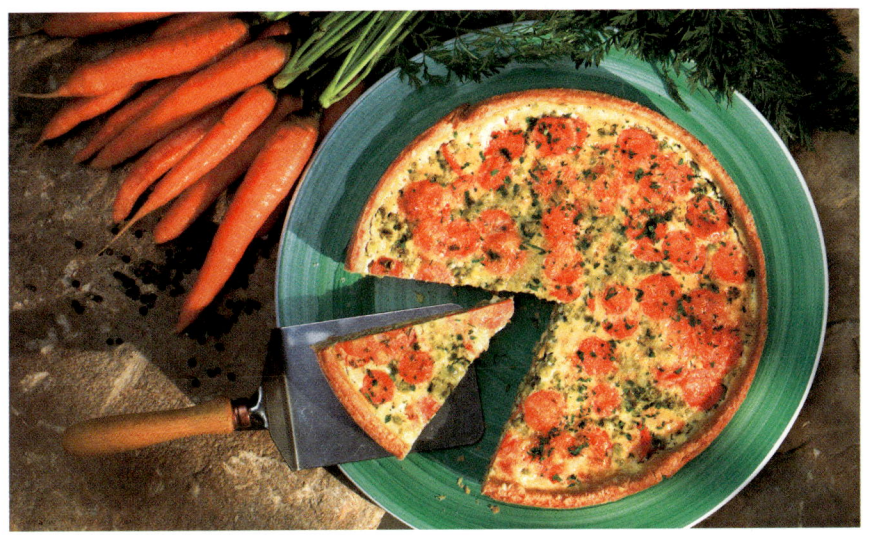

Ein pikanter Gemüseküchen schmeckt der ganzen Familie.

Der Mond im Stier

An Stiertagen sollten Sie vor allem grüne und/oder salzhaltige Nahrungsmittel zubereiten – außerdem empfehlen sich alle Gewürze und Speisen, die gut duften. Beispiele für an Stiertagen besonders geeignete Lebensmittel finden Sie links in der Marginalspalte.

Lebensmittel an Stiertagen:
- **Gemüse**
  - *Lauch*
  - *Möhre*
  - *Rote Bete*
  - *Schalotte*
  - *Schwarzwurzel*
  - *Spargel*

- **Gewürze**
  - *Basilikum*
  - *Koriander*
  - *Muskat*
  - *Nelke*
  - *Oregano*
  - *Paprikapulver, edelsüß*
  - *Rosmarin*
  - *Salz*
  - *Schnittlauch*
  - *Zimt*

Neumond im Stier ●

Grüne Rühreier

Zutaten

50 g Blattspinat • 1 Bund glatte Petersilie • 2–3 Frühlingszwiebeln
50 g Schinkenspeck • 8 Eier • 125 g Sahne • Salz • Pfeffer

Zubereitung

1 Spinat verlesen, putzen und waschen. Die Petersilie waschen und trockenschwenken. Beides in feine Streifen schneiden. Die Frühlingszwiebeln putzen, waschen und in Röllchen schneiden. **2** Den Speck würfeln und in einer Pfanne anbraten. Spinat, Petersilie und Zwiebeln zugeben und unter ständigem Rühren im Speckfett andünsten. **3** Eier und Sahne verquirlen, salzen und pfeffern und in die Pfanne gießen. Vorsichtig umrühren und nur leicht stocken lassen.

Pro Portion ca. 325 kcal, 1360 kJ

Spargel klassisch

Zutaten

2 kg weißer Spargel • Salz • 1 Prise Zucker • 100 g Butter
200 g roher Schinken • 200 g gekochter Schinken

Zubereitung

1 Den Spargel waschen und vom Kopf abwärts schälen. Die Spargelstangen am unteren Ende abschneiden. Die Stangen mit Küchengarn zu

Bündeln schnüren und in kochendem Salzwasser mit einer Prise Zucker 12 bis 15 Minuten garen. Aus dem Sud nehmen, gut abtropfen lassen und warm stellen. **2** Die Butter in einem kleinen Topf zerlassen. Den Spargel mit den beiden Schinkensorten dekorativ auf einer vorgewärmten Platte anrichten und die zerlassene Butter dazu reichen. Dazu schmecken neue Salzkartoffeln.

Tipp Zu Spargel passt auch eine Vinaigrette sehr gut: Einen Teelöffel Senf mit zwei Esslöffeln Essig, Salz, Pfeffer und vier Esslöffeln Öl verrühren und aufschlagen, bis die Masse sämig ist. Dann ein gehacktes, hart gekochtes Ei, zwei Esslöffel Zwiebelwürfel und fein gewiegte Petersilie zur Sauce geben.

Pro Portion ca. 400 kcal, 1690 kJ

Spargel ist aufgrund seines hohen Wassergehaltes ein besonders kalorienarmes Gemüse. Greifen Sie zu, so lange Saison ist und er aus heimischem Anbau kommt. Dank seines Gehaltes an Asparaginsäure und Kalium wirkt er positiv auf Organismus und Gesundheit.

Zunehmender Mond im Stier ☽ 🐂

Gesundheitscocktail »Rote Lotte«

Zutaten

250 ml Rote-Bete-Saft • 250 ml Orangensaft • 500 ml Apfelsaft Eiswürfel • frische Minze oder Zimtpulver

Zubereitung

Alle Säfte mischen und in vier hohe, mit Eiswürfeln gefüllte Gläser füllen. Nach Belieben mit gewaschenen und gehackten Minzeblättchen oder Zimtpulver bestreuen.

Pro Portion ca. 110 kcal, 460 kJ

Reisfrikadellen mit Koriander

Zutaten

2 Zwiebeln • 2 Knoblauchzehen • 1 Bund Koriandergrün • 200 g gekochter Reis • 500 g gemischtes Hackfleisch • 1 TL scharfer Senf einige Spritzer Worcestersauce • 1 EL Sojasauce • 1 EL Currypulver 1 EL geriebener Meerrettich (frisch oder aus dem Glas) • 1 Ei • Salz Pfeffer • Fett zum Braten

Zubereitung

1 Die Zwiebeln und den Knoblauch abziehen. Beides fein hacken und in etwas Fett glasig braten. Den Koriander waschen, trockenschwenken und fein hacken. **2** Zwiebeln und Knoblauch aus der Pfanne nehmen und in einer Schüssel mit den restlichen Zutaten vermischen. Die Hackfleischmasse mit Salz und Pfeffer abschmecken. **3** Aus dem Teig kleine Frikadellen formen und in einer beschichteten Pfanne in wenig Fett auf beiden Seiten knusprig braten.

Pro Portion ca. 400 kcal, 1670 kJ

Frischer Koriander wird viel in der asiatischen und in der südamerikanischen Küche eingesetzt. Wem der intensive Geschmack nicht so zusagt, kann auch auf glatte Petersilie umsteigen.

Vollmond im Stier ○ 🐄

Kakaotrunk »Alexander«

Zutaten für 1 Portion
4 cl Cognac • 1 cl Sahne • 1 cl Crème de Cacao • gecrashtes Eis

Zubereitung

Alle Zutaten im Shaker gut durchmischen und dann in ein Cocktailglas abseihen.

Pro Portion ca. 100 kcal, 430 kJ

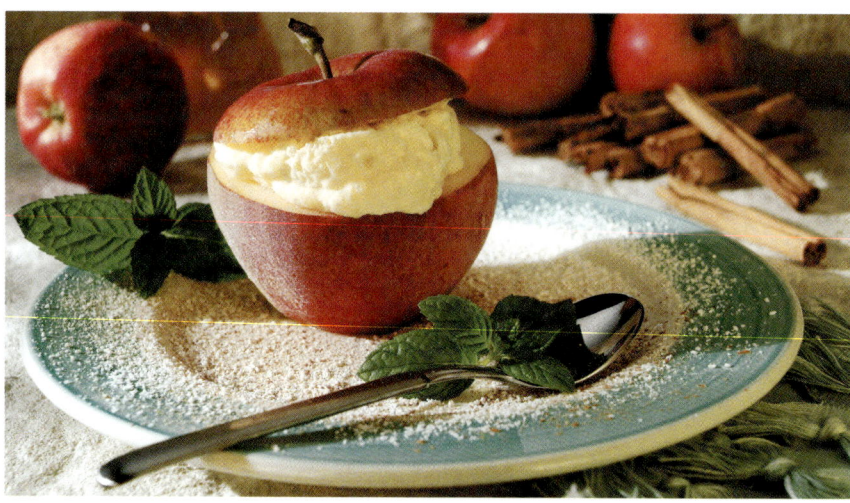

Raffiniert: Das Zimtapfeleis in ausgehöhlten Äpfeln servieren (Rezept Seite 31).

Kartoffel-Lauch-Gratin

Zutaten

750 g gekochte Kartoffeln vom Vortag • Butter für die Form • 150 g Lauch Meersalz • 150 g Frischkäse • 50 ml fettarme Milch • 1 Ei • Pfeffer Muskatnuss • 50 g geriebener Emmentaler

Zubereitung

1 Den Backofen auf 220 °C (Umluft 200 °C, Gas Stufe 4–5) vorheizen. Die Kartoffeln schälen, in Scheiben schneiden und in eine gebutterte Form legen. **2** Den Lauch putzen, waschen und im Ganzen kurz in Salzwasser blanchieren. Abgießen, gut abtropfen lassen und der Länge nach halbieren. Die Hälften in mundgerechte Stücke schneiden und auf die Kartoffeln legen. **3** Frischkäse mit Milch und Ei verquirlen, mit Salz, Pfeffer und Muskatnuss würzen. Geriebenen Emmentaler zugeben und die Masse über die Kartoffeln gießen. Das Gratin im vorgeheizten Backofen etwa 30 Minuten überbacken.

Pro Portion ca. 355 kcal, 1490 kJ

Verbrannter Käse auf einem Auflauf oder Gratin kann den Geschmack ruinieren. Beobachten Sie zur Sicherheit das Gargut im Backofen und decken Sie es mit Alufolie ab, falls die Oberfläche zu schnell bräunt.

Zimtapfeleis

Zutaten

250 ml naturtrüber Apfelsaft • 1 Msp. Zimtpulver • 3–4 Äpfel 250 g fettarmer Joghurt

Zubereitung

1 Apfelsaft mit Zimt zum Kochen bringen. **2** In der Zwischenzeit die Äpfel waschen, schälen, das Kernhaus ausschneiden und das Fruchtfleisch in schmale Spalten schneiden. Die Apfelstücke zum Zimtapfelsaft geben und gar dünsten. **3** Die Äpfel von der Kochstelle nehmen, abkühlen und danach im Kühlschrank völlig erkalten lassen. Dann im Mixer zusammen mit dem Joghurt fein pürieren, in eine Gefrierbox füllen und im Tiefkühlschrank mindestens 4 Stunden gefrieren lassen.

Pro Portion ca. 165 kcal, 690 kJ

Abnehmender Mond im Stier ☽ 🐄

Obstcocktail

Zutaten für 2 Portionen

1 Pfirsich • 1 Glas gecrashtes Eis • 150 g Walderdbeeren (oder TK-Himbeeren) • 250 ml Sauerkirschsaft • 250 ml Apfelsaft

Zubereitung

1 Den Pfirsich mit kochendem Wasser übergießen, häuten, halbieren und den Kern entfernen. **2** Zwei Gläser je zur Hälfte mit dem gecrashten Eis füllen. Darauf eine Pfirsichhälfte (mit der Öffnung nach unten) legen und dann die Beeren. **3** Mit dem Sauerkirschsaft so übergießen, dass das Eis sich vollsaugt. Dann vorsichtig mit Apfelsaft auffüllen.

Pro Portion ca. 190 kcal, 780 kJ

Wenn Sie keinen Eis-Crasher zu Hause haben können Sie sich so behelfen: zwei Gefrierbeutel ineinander stecken und mit Eiswürfeln füllen. Die Eiswürfel auf einer festen Unterlage am besten mit dem Nudelholz fein zerkleinern.

Fenchelgemüse à la Graeco

Zutaten

250 ml trockener Weißwein • Saft von 2 Zitronen • 8 EL kalt gepresstes Olivenöl • grob zerstoßener Pfeffer • 500 g Fenchelknollen • 2 Zwiebeln 4 Knoblauchzehen • 1 Bund glatte Petersilie

Zubereitung

1 Für den Kochsud 1 Liter Wasser mit Weißwein, Zitronensaft, Öl und Pfeffer aufkochen und 10 Minuten bei schwacher Hitze ziehen lassen. **2** Den Fenchel putzen, waschen und achteln. Die Zwiebeln abziehen und in Ringe schneiden. Die Knoblauchzehen abziehen und in Scheiben schneiden. Petersilie waschen, trockenschwenken und in Streifen schneiden. **3** Fenchel, Zwiebeln, Knoblauch und Petersilie in den Kochsud legen und zugedeckt 10 Minuten kochen lassen. Die Fenchelknollen im Sud etwas abkühlen lassen und dann servieren.

Tipp Schmeckt als Beilage zu Fleisch vom Grill oder aus der Pfanne. Man kann es auch bestens als Vorspeise mit Weißbrot servieren.

Pro Portion ca. 140 kcal, 570 kJ

Zebra-Salat

Zutaten

je 600 g weißer und grüner Spargel • Salz • Zucker • 2 Zitronenscheiben
5–7 EL Rotweinessig • 125 ml Gemüsebrühe (Instant) • Pfeffer • Honig
3 Tomaten • 1 Zwiebel • 1 Bund Schnittlauch • 1 Bund Petersilie

Zubereitung

1 Den Spargel sorgfältig schälen. Beide Spargelsorten bündeln. **2** Reichlich Wasser mit Salz, Zucker sowie den Zitronenscheiben aufkochen. Den Spargel darin 15 bis 25 Minuten garen. **3** Essig, die warme Brühe, Pfeffer, Salz und Honig verrühren. Spargel herausnehmen, abtropfen lassen und in eine Quicheform legen. Die warme Marinade dazu geben und durchziehen lassen, bis der Spargel völlig erkaltet ist. **4** Die Tomaten waschen und in Würfel schneiden, die Zwiebel schälen und beides würfeln. Kräuter waschen und fein hacken. Den Spargel auf einer Platte grün-weiß im Wechsel anrichten. Tomaten, Zwiebel und Kräuter mit der Marinade vermischen und auf dem Spargel verteilen.

Pro Portion ca. 90 kcal, 380 kJ

Auf die gleiche Weise können Sie Staudensellerie zubereiten. Die geputzten, gewaschenen und halbierten Stangen jedoch nur fünf Minuten lang im Kochsud garen, sonst werden sie zu weich.

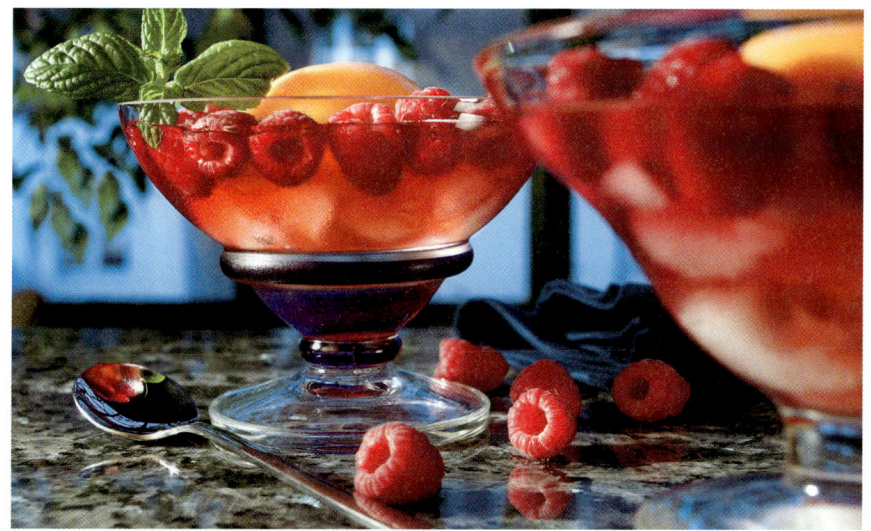

Eine wohltuende Erfrischung an Sommertagen: der Obstcocktail (Rezept Seite 32).

Der Mond in den Zwillingen

An Zwillingetagen sollten Sie vor allem fett- und ölhaltige Speisen auf den Tisch bringen bzw. solche Gerichte, die mit Fett oder Öl zubereitet werden. Beispiele für an Zwillingetagen besonders geeignete Lebensmittel finden Sie links und rechts in der Marginalspalte.

Neumond in den Zwillingen ● 👫

Walnussmilch

Lebensmittel an Zwillingtagen
● **Gemüse/Getreide**
Blumenkohl
Gerste
Hafer
Weizen

● **Fleisch**
Gans
Wildschwein

Zutaten

4 EL Honig • etwa 100 g fein gemahlene Walnüsse • 1 l fettarme Milch • gecrashtes Eis

Zubereitung

1 Den Honig und die gemahlenen Walnüsse miteinander zu einer Paste verrühren. Etwa 1/2 Tasse Milch unterrühren, damit die Masse flüssiger wird. **2** Mit der restlichen Milch in den Mixer geben und 1 Minute durchquirlen. Nach Geschmack noch etwas Eis unterrühren, die Walnussmilch in vier Gläser füllen und sofort servieren.

Pro Portion ca. 280 kcal, 1190 kJ

Gerstensuppe

Zutaten

150 g Gerstenkörner • 60 g getrocknetes Rindfleisch • 80 g Möhre 80 g Lauch • 80 g Knollensellerie • 80 g Kohlrabi • 2 Stangen Bleichsellerie • 150 ml trockener Weißwein • 1 TL Sesamöl • 1 1/4 l Gemüsebrühe • Pfeffer • 1 Bund glatte Petersilie

Zubereitung

1 Die Getreidekörner 12 Stunden in Wasser einweichen. Die Körner abgießen und gut mit kaltem Wasser abbrausen. **2** Das Fleisch in kleinste Würfel schneiden. Die Möhre schälen, den Lauch putzen und waschen, den Sellerie schälen. Den Kohlrabi putzen und schälen und den Bleichsellerie waschen. Das Gemüse in gleichmäßige, kleinste Würfel schneiden. **3** Das Öl in einem Topf erhitzen, das Trockenfleisch und die Gerstenkörner darin andünsten. Mit Weißwein ablöschen. Mit der Gemüsebrühe aufgießen, das Gemüse zugeben, aufkochen und etwa 10 Minuten kochen. **4** Inzwischen die Petersilie waschen, trockenschwenken und fein hacken. Die Suppe abschmecken und mit der Petersilie bestreut servieren.

Pro Portion ca. 250 kcal, 1040 kJ

Zunehmender Mond in den Zwillingen ☽ 🏃🏃

Nudeln mit Salbei

Zutaten

500 g Vollkornnudeln • Salz • 400 g Champignons • 1 Hand voll frischer Salbei • 1 Zwiebel • 1 EL Distelöl • 2 EL Crème fraîche 150 ml fettarme • Milch • Pfeffer

Zubereitung

1 Nudeln nach Angabe auf der Packung in reichlich Salzwasser »al dente« (bissfest) kochen. Abgießen und gut abtropfen lassen. **2** In der Zwischenzeit die Champignons putzen, waschen und in nicht zu dünne Scheiben schneiden. Salbei abbrausen, trockenschütteln und grob hacken. Die Zwiebel schälen und fein würfeln. **3** Das Distelöl in einer beschichteten Pfanne erhitzen, die Zwiebelwürfel darin anbraten, Pilze zugeben und alles zusammen gar dünsten (Die Flüssigkeit der Pilze sollte verkochen). Die Salbeiblättchen zugeben und kurz mitdünsten. Crème fraîche und Milch unterrühren. **4** Die noch heißen Nudeln unterheben, gut pfeffern und sofort servieren.

Tipp Vollkornnudeln haben im Vergleich zu Nudeln aus weißem Mehl einen intensiveren Eigengeschmack. Deshalb sollten Sie die dunklen Nudeln immer mit einer sehr kräftigen, »dominanten« Sauce kombinieren.

Pro Portion ca. 460 kcal, 1940 kJ

Lebensmittel an Zwillingtagen:

● **Gewürze/Samen**

Pinienkern

Safran

Sesam

Senf

Walnuss

● **Sonstiges**

Distelöl

Weizenkeimöl

Kakao

Nudel

Seezunge mit Paprikasauce

Zutaten

3 rote Paprikaschoten • 20 g Butter • 250 ml Fleischbrühe • 2 Handvoll Estragonblätter • 100 g Crème fraîche • 1 EL edelsüßes Paprikapulver • 1 Spritzer Tabasco • Salz • 800 g Seezungenfilets • Pfeffer etwas Mehl zum Wenden • 1 EL Sonnenblumenöl

Wenn Ihnen Paprikaschoten schwer im Magen liegen, dann ist meist die schwer verdauliche Haut der Paprikaschoten daran Schuld. Streichen Sie die pürierten Schoten einfach durch ein Haarsieb und Sie sind das Problem los.

Zubereitung

1 Die Paprikaschoten waschen, entkernen und im Mixer pürieren. Das Püree in 10 Gramm zerlassener Butter andünsten, mit der Fleischbrühe aufgießen und etwas einkochen lassen. **2** Die Estragonblätter waschen und trockenschwenken. Die Crème fraîche unter das Paprikapüree rühren und mit Paprikapulver, Tabasco und Salz abschmecken. Dann die Estragonblätter untermischen. **3** Seezungenfilets salzen, pfeffern und im Mehl wenden. Die Filets in einer Pfanne in 10 Gramm Butter und Öl bei mittlerer Hitze auf beiden Seiten kurz anbraten (sie sollten kaum gebräunt sein). Die Filets mit der Paprikasauce übergießen und servieren. Dazu passen Butterkartoffeln oder Reis.

Tipp Noch »schlanker« wird dieses Gericht, wenn Sie die Seezungenfilets nicht braten, sondern ganz schonend dämpfen.

Pro Portion ca. 340 kcal, 1410 kJ

Vollmond in den Zwillingen ○ 👫

Irish Coffee

Zutaten für 1 Portion

3 cl irischer Whiskey • 250 ml heißer, starker Kaffee • 1 TL brauner Zucker • 3 EL leicht geschlagene Sahne

Zubereitung

1 Den vorgewärmten Whiskey in ein feuerfestes Glas geben und mit dem Kaffee bis etwa 2 Zentimeter unter den Rand auffüllen. **2** Mindestens einen Teelöffel Zucker zugeben (nimmt man weniger, schwimmt

die Sahne nicht!), umrühren und dann über den Rücken eines Löffels die leicht geschlagene, kalte Sahne auf das Getränk fließen lassen.
3 Nicht mehr rühren, sondern den Irish Coffee durch die kühle Sahneschicht schlürfen.

Pro Portion ca. 190 kcal, 805 kJ

Geflügelrisotto

Zutaten

1 Zwiebel • 2 Knoblauchzehen • 2 EL Olivenöl • 300 g Risotto-Reis 200 g Champignons • 4 Tomaten • 1 Paprikaschote • 1 l Fleischbrühe Salz • Pfeffer • Currypulver • 400 g Hähnchenbrustfilet • 100 g grüne Erbsen (TK) • 100 g frisch geriebener Parmesan • 1 EL gemischte, gehackte Kräuter

Zubereitung

1 Zwiebel und Knoblauchzehen abziehen. Zwiebeln fein hacken, Knoblauch zerdrücken und beides in erhitztem Öl anbraten. Den Reis einstreuen und unter Rühren so lange anbraten, bis er glasig ist.
2 Champignons putzen, halbieren, Tomaten waschen, kreuzweise einritzen, mit heißem Wasser überbrühen, enthäuten und in Stücke schneiden. Paprikaschote putzen, entkernen, waschen und in Streifen schneiden. **3** Vorbereitetes Gemüse in die Pfanne geben und die Brühe angießen, würzen und alles zugedeckt etwa 20 Minuten garen. **4** In der Zwischenzeit das Hähnchenfleisch waschen, trockentupfen, klein scheiden und mit den Erbsen etwa 10 Minuten vor Ende der Garzeit unter das Risotto heben. **5** Das Geflügelrisotto mit Parmesan und Kräutern bestreut servieren.

Info Italien ist Europas größter Reiserzeuger. Die Anbaufläche liegt zum überwiegenden Teil in Norditalien in der Poebene. Für Risotto wird Rundkornreis verwendet; die bekanntesten Sorten sind Arborio, Carnaroli und Vialone. Das typische an diesem Reis ist, dass er weich wie Milchreis wird, dabei aber noch einen kleinen festen Kern behält.

Pro Portion ca. 610 kcal, 2560 kJ

Die Zubereitung ist oft entscheidend dafür, dass man auf gesunde Weise schlank wird. Am besten halten Sie sich an solche Garmethoden, bei denen man kaum Fett und auch nur wenig Wasser benötigt. Kochsalz sollten Sie nur sehr sparsam verwenden. Würzen Sie lieber mit frischen Kräutern.

Abnehmender Mond in den Zwillingen ☾ 👫

Sommermilch

Zutaten für 1 Portion

1 Nektarine • 1 Pfirsich • 150 ml Buttermilch • 1 TL Ahornsirup
1 TL Zitronensaft • 1 TL Hefeflocken

Zubereitung

1 Die Nektarine und den Pfirsich waschen, halbieren und die Steine entfernen. Die Hälften in nicht zu kleine Stücke schneiden. **2** Die Fruchtstückchen mit der Buttermilch, dem Zitronensaft und dem Ahornsirup im Mixer pürieren. Zum Schluss die Hefeflocken kurz untermixen. In ein hohes Glas füllen und mit einem Strohhalm servieren.

Pro Portion ca. 160 kcal, 660 kJ

Rohkostsalat mit Borretsch

Zutaten

1 Salatgurke • 1 Rettich • 1 Möhre • 1 Apfel • Saft von 1 1/2 Zitrone
1 EL Weinessig • Salz • Pfeffer • 1 TL Zucker • 2 EL Distelöl
1 Hand voll junge Borretschblätter • 1 Bund Schnittlauch • 2 EL gebackne Haselnüsse

Borretsch ist neben Dill das klassische »Kraut« zu Gurken und Aal. Es ist ausschließlich im Sommer erhältlich. Seine leuchtend blauen Blüten werden auch gern zu Dekorationszwecken, z. B. für Salate verwendet.

Zubereitung

1 Gurke, Rettich, Möhre und Apfel waschen, evtl. schälen. Alles auf einer Rohkostreibe reiben und sofort mit dem Saft von einer Zitrone beträufeln. **2** Für die Sauce den restlichen Zitronensaft mit Weinessig verrühren und mit Salz, Pfeffer und Zucker würzen. dann das Öl unterrühren. Borretschblätter und Schnittlauch waschen, Borretsch grob zerkleinern, Schnittlauch in feine Röllchen schneiden, unter die Sauce mischen und diese über den Salat geben. **3** Die Haselnüsse in einer Pfanne ohne Fett anrösten und kurz vor dem Servieren über den gut gemischten Salat streuen.

Pro Portion ca. 175 kcal, 730 kJ

Rinderfiletstreifen in Senfrahmsauce

Zutaten

250 g Langkorn-Wildreis-Mischung • Salz • 400 g Rinderfilet
2 Schalotten • 2 EL Speiseöl • 200 g Sahne • 200 ml Brühe (Instant)
Salz • Pfeffer • 2–3 EL Senf • 1 EL Saucenbinder • Fett

Zubereitung

1 Die Langkorn-Wildreis-Mischung etwa 20 Minuten in kochendem Salzwasser garen. Den Reis in ein Sieb abgießen und gut abtropfen lassen. **2** Das Rinderfilet waschen, trockentupfen und in Streifen schneiden. Die Schalotten abziehen und in kleine Würfel schneiden. Das Öl in einer großen Pfanne erhitzen und die Filetstreifen darin kurz anbraten. **3** Die Schalotten zugeben und mitbraten. Sahne und Brühe angießen, alles aufkochen lassen und mit Salz, Pfeffer und Senf abschmecken. Die Sauce etwa 5 Minuten ziehen lassen und dann mit Saucenbinder andicken. **4** Die Timbaleformen einfetten, den gegarten Reis hinein drücken und auf Teller stürzen. Das Geschnetzelte dazu anrichten.

Pro Portion ca. 580 kcal, 2400 kJ

Die Sauce für dieses Gericht können Sie mit den unterschiedlichen Senfsorten immer wieder neu variieren. Probieren Sie sie einmal mit grobkörnigem oder scharfem Dijonsenf.

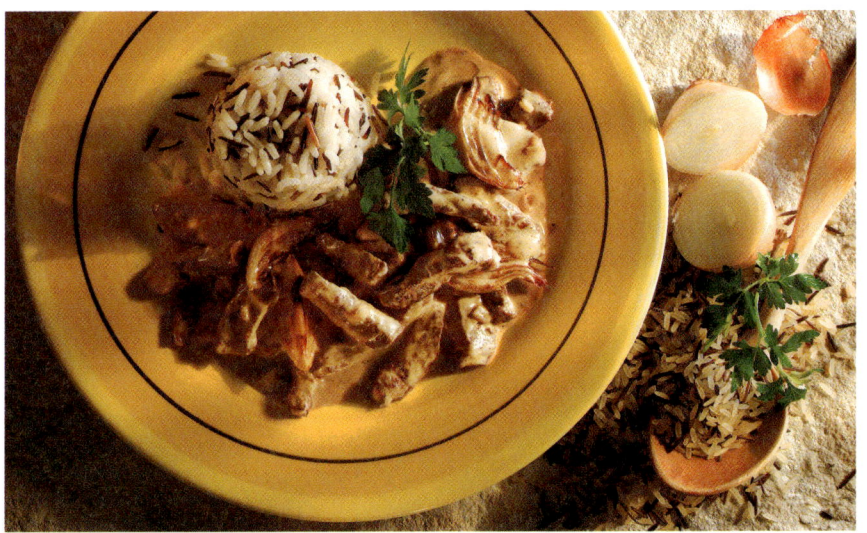

Die feine Senfnote passt zum Rinderfilet besonders gut.

39

Der Mond im Krebs

An Krebstagen sollten Sie vor allem kohlenhydratreiche und/oder stark wasserhaltige Lebensmittel auf den Tisch bringen, außerdem empfehlen sich alle Meerestiere. Beispiele für an Krebstagen besonders geeignete Lebensmittel finden Sie links und rechts in der Marginalspalte.

Neumond im Krebs ● 🦀

Auberginen-Dip

Zutaten

4 Auberginen • 2 EL Chiliöl • 25 g Korianderkörner • 25 g Sesamsamen • 25 g frischer Ingwer • 4–6 Knoblauchzehen • 25 g gepresste Kokosmasse • Salz

Zubereitung

1 Den Backofen auf 200 °C (Umluft 180 °C, Gas Stufe 3–4) vorheizen. **2** Die Auberginen putzen, waschen und der Länge nach halbieren. Die Hälften mit Chiliöl bestreichen und im Backofen etwa 30 Minuten garen. **3** Das Fruchtfleisch mit einem Esslöffel aus den Schalen in eine Schüssel schaben. **4** Die Korianderkörner zerstoßen und mit den Sesamsamen in einer Pfanne etwa 1 Minute erwärmen, bis sie ihr Aroma entfalten. Ingwer und Knoblauch schälen und durch die Knoblauchpresse drücken. **5** Die Kokosmasse in einem Topf schmelzen. Alle Zutaten zu einer Paste verrühren und kalt oder warm servieren.

Pro Portion ca. 200 kcal, 850 kJ

Miesmuscheln in Weißweinsauce

Zutaten

2 kg frische Miesmuscheln • 4 Schalotten • 6 Knoblauchzehen
5 EL Olivenöl • 1 Lorbeerblatt • Salz • Pfeffer • Petersilie
500 ml Weißwein

Zubereitung

1 Die Muscheln in reichlich kaltem Wasser wässern, das Wasser mehrmals erneuern. Muscheln unter fließendem Wasser gründlich abbürsten, die Bartbüschel entfernen. **2** Schalotten und Knoblauchzehen abziehen und fein hacken. Das Olivenöl in einem großen Topf erhitzen, gehackte Schalotten und Knoblauchzehen kurz darin andünsten. **3** Die Muscheln mit den übrigen Gewürzen zugeben. Den Wein aufgießen und zugedeckt dünsten, bis sich die Schalen öffnen (etwa 5 Minuten). Sofort servieren. Dazu passt frisches Weißbrot.

Tipp Vor dem Kochen bereits offene Muscheln sowie solche, die sich beim Kochen nicht geöffnet haben, sind ungenießbar und müssen weggeworfen werden.

Pro Portion ca. 465 kcal, 1950 kJ

Zunehmender Mond im Krebs ☽ 🦀

Melonenbowle

Zutaten für 8 Portionen

1 Honigmelone • 1 unbehandelte Orange oder 2 cl Cointreau
4 cl Cognac • 3 Flaschen Rieslingwein • 1 Flasche trockener Sekt

Zubereitung:

1 Die Melone vierteln, die Kerne entfernen, das Fruchtfleisch aus der Schale lösen und in feine Scheiben schneiden. **2** Die Orange waschen und trockenreiben. Die Schale mit einem Messer in einem Stück abschneiden. Den Cognac mit der Orangenschale (oder dem Orangenlikör) mischen und über die Melonenscheiben geben, dann alles mit 1 Flasche Riesling übergießen und zugedeckt im Kühlschrank mindestens 2 Stunden ziehen lassen. **3** Kurz vor dem Servieren die beiden anderen Flaschen Wein und den Sekt zugeben.

Tipp Besonders hübsch sieht es aus, wenn Sie das Melonenfruchtfleisch mit einem Kugelausstecher portionieren. Die Melonenkugeln »kullern« dann in den Gläsern.

Pro Portion ca. 310 kcal, 1300 kJ

Lebensmittel an Krebstagen:
● **Gewürze/Samen**
Ahornsirup
Brauner Zucker

● **Sonstiges**
Couscous
Honig
Likör

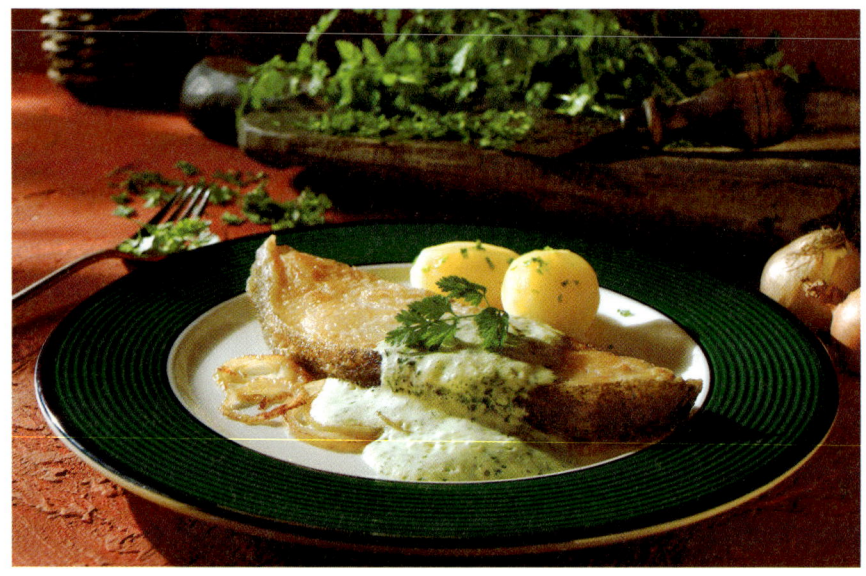

Frische Kräuter, vor allem Kerbel, verfeinern Fischsaucen auf ideale Weise (Rezept Seite 43)

Sauerampfer-Kartoffel-Salat

Für Kartoffelsalat sollten Sie eigens Salatkartoffeln verwenden. Die anderen Kartoffelsorten zerfallen beim in Scheiben schneiden oder spätestens beim Mischen des Salates.

Zutaten

600 g Salatkartoffeln • 1 Zwiebel • 125 ml Fleisch- oder Gemüsebrühe (Instant) • Lorbeerblatt • 2 EL Weißweinessig • Pfeffer aus der Mühle Salz • 1 Hand voll Sauerampferblätter • 3 EL geschmacksneutrales Öl

Zubereitung

1 Die Kartoffeln waschen und in der Schale kochen (je nach Größe 20 bis 40 Minuten). **2** Inzwischen die Zwiebel schälen und sehr fein würfeln. Die Brühe mit dem Lorbeerblatt aufkochen, Zwiebelwürfel und Essig zugeben und dann auskühlen lassen. **3** Die gekochten Kartoffeln kurz ausdampfen lassen und noch heiß schälen, in Scheiben schneiden und in eine Schüssel geben. Das Lorbeerblatt aus der Brühe entfernen. Die Zwiebelbrühe über die Kartoffeln gießen, reichlich Pfeffer darüber mahlen, nur leicht salzen. Den Kartoffelsalat zugedeckt etwa 30 Minuten durchziehen lassen. **4** Die Sauerampferblätter verlesen, waschen und mit kochendem Wasser überbrühen. Sofort kalt abschre-

42

cken, abtropfen lassen und grob hacken. Sauerampfer unter den Kartoffelsalat mischen, erst dann das Öl zugeben.

Pro Portion ca. 190 kcal, 790 kJ

Vollmond im Krebs ○

Kohlrabisuppe

Zutaten
4–5 Kohlrabiknollen • 300–400 ml Gemüsebrühe • Meersalz • Pfeffer Cayennepfeffer • Muskatnuss • 150 g Crème fraîche

Zubereitung
1 Die Kohlrabi waschen und schälen. Die kleinen Herzblättchen abschneiden und beiseite legen. Die Kohlrabi in feine Streifen schneiden und in der Gemüsebrühe etwa 20 Minuten garen. **2** Dann die Suppe mit dem Stabmixer oder in der Küchenmaschine pürieren. Mit Meersalz, Pfeffer, einer Prise Cayennepfeffer und Muskatnuss würzen. **3** Crème fraîche unterziehen und die Suppe mit den klein gehackten Herzblättchen bestreut servieren.

Pro Portion ca. 200 kcal, 825 kJ

Heilbutt in grüner Kerbelsauce

Zutaten
750 g Heilbutt • 1 große Zwiebel • 100 g Butter • 1 EL Mehl Salz • Pfeffer • 60 ml Weißwein • 5 EL Sahne • 1 Bund Kerbel

Zubereitung
1 Den Heilbutt waschen, trockentupfen und in Stücke schneiden. **2** Die Zwiebel abziehen, in Scheiben schneiden und in 50 Gramm Butter in einer Pfanne hellbraun anbraten. Dann die restliche Butter zugeben. **3** Mehl mit Salz und Pfeffer mischen und die Fischstücke darin wenden. In der heißen Butter von allen Seiten braun anbraten. Fisch und Zwiebelscheiben aus der Pfanne nehmen und auf einer Platte warm hal-

Drei Faustregeln zeigen an, wie Sie helfen Ihren Körper zu entlasten:
1. Kein schwer verdauliches Frühstück, vormittags lieber Obst und Obstsaft!
2. Keine allzu fetthaltigen Speisen und nur in Maßen Alkohol nach 19 Uhr!
3. Abends nicht zu viel trinken!

ten.   **4** Den Bratensatz mit Weißwein ablöschen und aufkochen lassen. Dann die Sahne einrühren und die Sauce noch ein paar Minuten leicht kochen lassen.   **5** In der Zwischenzeit den Kerbel waschen, trockenschwenken, fein hacken und zur Sauce geben. Die Sauce mit dem Stabmixer aufschlagen und getrennt zum Fisch servieren.

Pro Portion ca. 430 kcal, 1810 kJ

Viel Trinken unterstützt Sie beim Abnehmen. Zweieinhalb Liter am Tag sind das Minimum. Wem Mineralwasser zu »langweilig« ist, kann auf Früchteoder Kräutertees ausweichen oder das Wasser mit Saft aromatisieren bzw. Apfelessig zugeben.

Abnehmender Mond im Krebs ☾ 🦀

Kräuterapfel-Drink

Zutaten

1 l naturtrüber Apfelsaft • 4 dünne Orangenscheiben • 4 dünne Gurkenscheiben • frische Minze • Zitronenmelisse oder Borretsch

Zubereitung

Den Apfelsaft nicht zu kalt in vier hohe Gläser füllen und jeweils eine Orangen- und Gurkenscheibe zugeben. Kräuter waschen, trockentupfen, in den Saft geben und mindestens 30 Minuten ziehen lassen.

Dass auch fleischlose Bratlinge hervorragend schmecken, beweisen die Grünkernbratlinge (Rezept Seite 45).

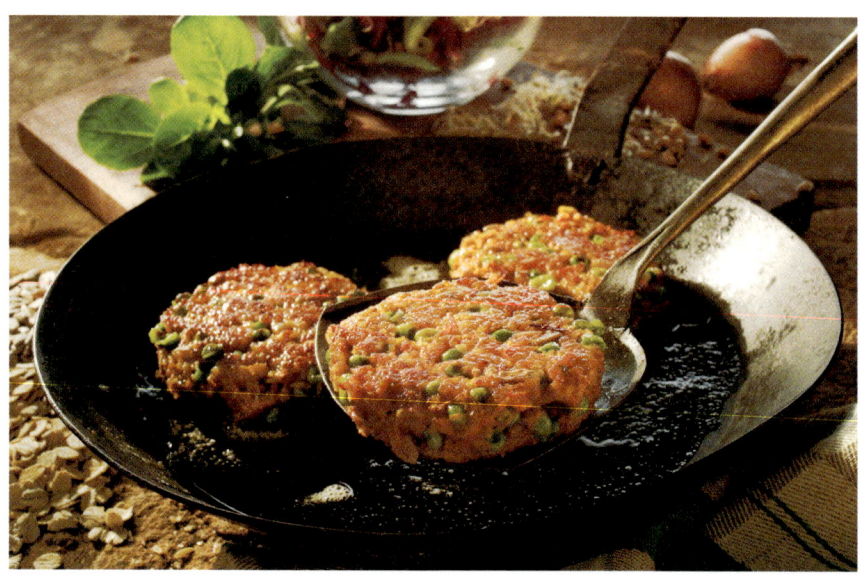

Grünkernküchle mit Blattsalat

Zutaten

1 Zwiebel • 1 TL Butter • 50 g Grünkernschrot • 500 ml Gemüsebrühe
150 g TK-Erbsen • 2 Möhren • 2 EL kernige Haferflocken • 2 EL blü-
tenzarte Haferflocken • 2 EL Sonnenblumenkerne • Pfeffer • Salz
Kräuter nach Geschmack • Erdnussöl zum Braten • 1 Radicchio
150 g Feldsalat • 100 g gemischte Sprossen • 1 Bund Schnittlauch
150 g fettarmer Joghurt • Saft von 1/2 Zitrone

Zubereitung

1 Die Zwiebel schälen und fein würfeln. Die Butter in einem Topf erhitzen und die Zwiebel darin andünsten. Den Schrot zugeben und kurz
anrösten. Mit der Brühe aufgießen, 5 Minuten kochen lassen, den Topf
von der Kochstelle nehmen und 10 Minuten ausquellen lassen. Koch-
flüssigkeit abgießen und den Schrot abkühlen lassen. **2** Die Erbsen
nach Packungsaufschrift bissfest garen, abgießen, abschrecken und auskühlen lassen. **3** In der Zwischenzeit die Möhren schälen und fein raspeln. Schrot mit Erbsen, Möhren, Haferflocken und Sonnenblumenker-
nen zu einem Teig verkneten und diesen würzig abschmecken. Die
Kräuter waschen, trockenschwenken und fein kochen. Zum Schluss unter den Grünkernteig mischen. **4** Eine beschichtete Pfanne mit Öl aus-
pinseln, erhitzen und die mit der Hand geformten Bratlinge darin beid-
seitig braten. **5** Inzwischen die Salate putzen, waschen und gut
abtropfen lassen. Die Sprossen kalt überbrausen und abtropfen lassen,
Schnittlauch waschen und in Röllchen schneiden. Für die Salatsauce
Schnittlauch, den Joghurt, Pfeffer, Salz und Zitronensaft verrühren. Salat
und die Sprossen in eine Schüssel geben, das Dressing darüber verteilen
und gut untermischen. Die Grünkernküchle mit dem Salat servieren.

Tipp Wenn die »fleischlosen Bratlinge« zu trocken sind, kann man noch
einen Dip dazu reichen. Z. B. einen Kräuterquark oder eine Avocadocre-
me, die so genannte Guacamole. Es passt aber auch eine warme Toma-
tensauce.

Pro Portion ca. 435 kcal, 1825 kJ

Feldsalat sollten Sie aufgrund seines hohen Vitamin- und Mineralstoffgehaltes speziell im Winter so oft wie möglich auf den Tisch bringen.

Der Mond im Löwen

An Löwetagen sollten Sie vor allem eiweißhaltige Lebensmittel sowie außergewöhnliche Speisen auf den Tisch bringen. Beispiele für an Löwetagen besonders geeignete Lebensmittel finden Sie links und rechts in der Marginalspalte.

Lebensmittel an Löwetagen:

• Obst/Gemüse

Ananas
Aprikose
Grapefruit
Himbeere
Orange
Quitte
Süßkirsche
Traube
Buschbohne
Kidneybohne

Neumond im Löwen ● 🦁

Aprikosen-Buttermilch

Zutaten

500 g Aprikosen • Zucker nach Geschmack • 1 l Buttermilch

Zubereitung

Die Aprikosen waschen, halbieren, entkernen und in wenig Wasser weich kochen. Mit Zucker und der Buttermilch pürieren.

Pro Portion ca. 160 kcal, 680 kJ

Kartoffel-Zwiebel-Puffer mit dreierlei Kaviar

Zutaten

*750 g fest kochende Kartoffeln • 2 große Zwiebeln • 2 Eier
2 EL Mehl • Salz • Pfeffer • 4 EL Butterschmalz • 1 unbehandelte
Zitrone • 250 g saure Sahne • 100 g Seehasenrogen • 50 g Lachs-
kaviar • 50 g Forellenkaviar • 1 Kopf Endiviensalat*

Zubereitung

1 Die Kartoffeln waschen, schälen, grob raspeln und ausdrücken. Zwiebeln schälen und grob würfeln. Beides mit Eiern und Mehl verrühren, mit Salz und Pfeffer würzen. **2** Butterschmalz portionsweise in einer Pfanne erhitzen. Aus dem Kartoffelteig 8 kleine Puffer formen und von beiden Seiten knusprig braun braten und warm stellen. **3** Die Zitrone heiß abwaschen und trockenreiben. Von einer Hälfte die Schale abreiben, beide Hälften auspressen. Schale und 2 bis 3 Esslöffel Saft mit der sauren Sahne verrühren. **4** Die Salatblätter waschen und trockentupfen. Puffer mit Zitronensahne und den drei Kaviarsorten auf Salat anrichten.

Pro Portion ca. 440 kcal, 1840 kJ

Quitten in Rotwein

Zutaten für 6 Gläser à 1 Liter

3 kg Quitten • 1 l Rotwein • 1 kg Zucker • 500 ml Johannisbeersaft
2 EL scharfer Senf • 200 ml Essigessenz • Schale von 1 unbehandelten
Zitrone • Zimtstangen • Nelken

Zubereitung

1 Die Quitten schälen, entkernen und in Schnitze schneiden. Aus 1 Liter Wasser, Rotwein, Zucker, Saft, Essigessenz und den Gewürzen einen Sud aufkochen, die Quittenstücke zugeben und einmal aufkochen lassen. **2** Die Quitten noch heiß mit der Flüssigkeit in vorbereitete Einmachgläser abfüllen, verschließen und 30 Minuten einkochen.

Pro Glas ca. 1040 kcal, 4370 kJ

Lebensmittel an Löwetagen:
● **Fleisch/Fisch**
Fasan
Hirsch
Pute
Forelle
Kaviar
Languste
Shrimps

● **Sonstiges**
Parmesan

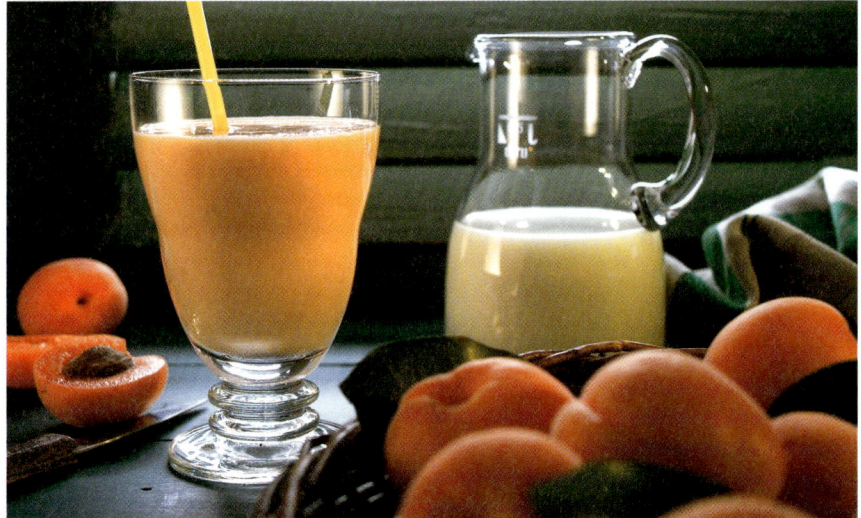

Kühler Sommerdrink aus Aprikosen und fein-säuerlicher Buttermilch (Rezept Seite 46).

47

Zunehmender Mond im Löwen ☽ 🦁

Gourmet-Reissalat

Zutaten

200 g Langkorn-Wildreis-Mischung • Salz • 300 g grüner Spargel
150 g Räucherlachs • 2 unbehandelte Limetten • 2 rote Zwiebeln
2 Tomaten • 4 EL Öl • 2 EL Aceto Balsamico • grober Pfeffer
1 TL Zucker • 1 Msp. Ingwerpulver

Zubereitung

Kaufen Sie nach Möglichkeit geräucherten Wildlachs und keinen Zuchtlachs. Sie müssen dafür zwar etwas tiefer ins Portemonnaie greifen, aber man schmeckt den Unterschied – und Sie haben die fettärmere Version!

1 Die Reismischung etwa 20 Minuten in kochendem Salzwasser garen. Geputzten und gewaschenen Spargel in Salzwasser etwa 5 Minuten blanchieren, herausnehmen und in Stücke schneiden. **2** Den Lachs in feine Streifen schneiden. Die Limetten waschen, von einer Limette die Schale abreiben, die zweite in Scheiben schneiden. **3** Die Zwiebeln abziehen und fein würfeln. Die Tomaten waschen, halbieren, die Kerne entfernen und das Fruchtfleisch würfeln. Alle Salatzutaten vorsichtig miteinander mischen. **4** Für das Dressing Öl und Essig verrühren und mit Pfeffer, Salz, Zucker und Ingwer abschmecken. Dressing über den Salat geben, unterheben und 30 Minuten ziehen lassen. Mit Limettenscheiben garniert servieren.

Pro Portion ca. 350 kcal, 1450 kJ

Tacos mit Kidneybohnen

Zutaten

200 g Langkorn-Wildreis-Mischung • Salz • 1 Zwiebel • 1 kleine
Dose Kidneybohnen • 1 kleine Dose Mais • 150 g Erbsen (TK)
2 EL Rotweinessig • 4 EL Öl • Pfeffer • Paprikapulver • Cayenne-
pfeffer • 8 Tacoschalen

Zubereitung

1 Die Reismischung etwa 20 Minuten in kochendem Salzwasser garen, abgießen und abkühlen lassen. **2** In der Zwischenzeit die Zwiebel abziehen und fein würfeln. Die Kidneybohnen und den Mais abtropfen lassen. **3** Die Erbsen kurz in kochendem Wasser blanchieren. **4** Essig und Öl verrühren, mit den Gewürzen pikant abschmecken. Vinaigrette mit den vorbereiteten Salatzutaten gut vermischen und eine Stunde ziehen lassen. Den Reissalat in die Tacos füllen und servieren.

Pro Portion ca. 470 kcal, 1960 kJ

Vollmond im Löwen ○

Dattelmüsli

Zutaten für 1 Portion

1 kleiner Apfel • 1 kleine Banane • 4–6 frische Datteln • 5 EL kernige Haferflocken • 1 EL gehackte Haselnüsse • 200 ml fettarme Milch

Zubereitung

1 Den Apfel waschen, entkernen und das Fruchtfleisch in feine Scheiben schneiden. Banane schälen und in feine Scheiben schneiden, die Datteln halbieren und entkernen. **2** Das Obst mit den Haferflocken und den Nüssen in einen tiefen Teller geben, mit der Milch übergießen und sofort servieren.

Pro Portion ca. 540 kcal, 2260 kJ

Frische Datteln kommen im Herbst und im Winter auf unsere Märkte. Ersatzweise können Sie auch die mit Glukosesirup haltbar gemachten, getrockneten Datteln verwenden.

Lammfilet Orientalisch

Zutaten

600 g Lammfilet • 2 Knoblauchzehen • 6 EL Speiseöl • 1 EL Honig Pfeffer • 1 EL Rosmarinnadeln • 150 g getrocknetes Obst (z. B. Apfelringe, Feigen, Aprikosen, Pflaumen) • 2 Schalotten • 2 Möhren • Salz 100 ml Roséwein • 250 ml Fleischbrühe (Instant) • 250 g Basmati-Reis Ingwerpulver • Zimtpulver • gemahlener Koriander

Zubereitung

1 Das Lammfilet waschen und trockentupfen. Die Knoblauchzehen abziehen, durch die Knoblauchpresse drücken und mit 4 Esslöffeln Öl,

49

Honig, Pfeffer und Rosmarin mischen. Das Fleisch rundherum mit der Marinade einstreichen und etwa 1 Stunde durchziehen lassen. **2** Das Dörrobst in feine Streifen schneiden. Die Schalotten abziehen, die Möhren putzen, waschen, schälen und beides fein würfeln. **3** Das Lammfleisch im restlichen Öl rundherum etwa 10 Minuten braten, salzen, aus der Pfanne nehmen und warm stellen. (Besonders saftig bleibt das Fleisch, wenn es zum Warmhalten in Alufolie eingewickelt wird.) Dörrobst, Schalotten- und Möhrenwürfel im Bratensatz dünsten, mit Wein und Brühe angießen und etwas einkochen lassen. **4** Reis 10 bis 12 Minuten in kochendem Salzwasser garen, in ein Sieb abgießen und gut abtropfen lassen. Sauce mit Salz, Pfeffer, Ingwer, Zimt und Koriander abschmecken. Filets schräg in Scheiben schneiden und mit Reis und Sauce auf vier Tellern anrichten.

Pro Portion ca. 615 kcal, 2580 kJ

Forellen mit Kräuterfüllung

Zutaten

4 Forellen (à 250 g) • Salz • Pfeffer • 2 EL Zitronensaft • 1 Bund frische Kräuter (z. B. Petersilie, Kerbel, Dill und Brunnenkresse) • 1 Hand voll frische Salbeiblätter • 8 TL Butter • 2 cl Anisschnaps

Zubereitung

1 Den Backofen auf 220 °C (Umluft 200 °C, Gas Stufe 4–5) vorheizen. Die Forellen nach dem Ausnehmen waschen, trockentupfen und innen und außen mit Salz und Pfeffer würzen und mit Zitronensaft beträufeln. **2** Die Kräuter waschen, trockenschwenken und die Blätter von den Stielen zupfen. Die Forellen mit den Kräutern, je 1 Salbeiblatt und 1 Teelöffel Butter füllen. **3** Jede Forelle auf ein Stück Alufolie setzen, die restliche Salbeiblätter und etwas Butter auf den Fischen verteilen, dann den Anisschnaps darüber träufeln. Die Folien verschließen und an der Oberseite einige Male einstechen. **4** Die Forellen im Backofen auf dem Grillrost etwa 20 Minuten garen. Dazu passen Petersilienkartoffeln oder Kartoffelsalat.

Pro Portion ca. 355 kcal, 1485 kJ

Das Garen in Alufolie ist nicht nur ein besonders schonendes Verfahren, das den Eigengeschmack der Lebensmittel erhält, man kann dabei auch weitgehend auf die Zugabe von Fett verzichten.

Flambierte Himbeeren mit Vanilleeis

Zutaten für 6 Portionen
10 g Butter • 1 EL Zucker • 1 EL Honig • 1 EL Zitronensaft
Saft von 1/2 Orange • 200 g Himbeeren • 1 EL Cognac • 1 EL Himbeer-
geist • 400 g Vanilleeis

Zubereitung
1 Die Butter in einer Flambierpfanne schmelzen und darin den Zucker leicht karamellisieren. Den Honig darunter rühren und mit dem Zitronen- und Orangensaft ablöschen. **2** Die Sauce nach Geschmack noch mit Zucker abschmecken und unter ständigem Rühren auf die Hälfte einkochen. **3** Himbeeren (ungewaschen bzw. gut abgetropft) zugeben und einmal kräftig aufkochen. Cognac und Himbeergeist aufgießen, sofort anzünden und flambieren. **4** Die Himbeeren nach dem Erlöschen der Flammen über die Vanilleeisportionen geben.

Pro Portion ca. 195 kcal, 810 kJ

Flambieren sollten Sie zur Sicherheit lieber in der Küche unter der Dunstabzugshaube und nicht bei Tisch.

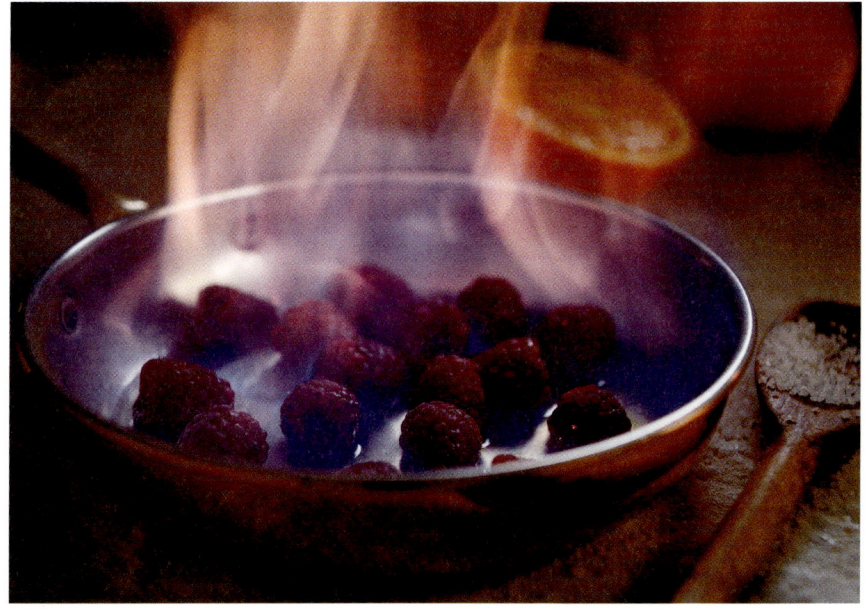

Immer wieder ein Genuss: Heiße Himbeeren bringen Vanilleeis zum Schmelzen.

51

Der Mond in der Jungfrau

An Jungfrautagen sollten Sie vor allem grüne und/oder salzige Lebensmittel sowie Wurzelpflanzen servieren. Besonders gut nimmt der Körper jetzt getrocknete Lebensmittel und Gewürze auf. Beispiele für an Jungfrautagen besonders geeignete Lebensmittel finden Sie links in der Marginalspalte.

Lebensmittel an Jungfrautagen:
- **Gemüse**
  - *Batate*
  - *Fenchel*
  - *Kartoffel*
  - *Knoblauch*
  - *Zwiebel*

- **Gewürze/Samen**
  - *Estragon*
  - *Ingwer*
  - *Kardamom*
  - *Kümmel*
  - *Salbei*
  - *Thymian*

Neumond in der Jungfrau ● ♐

Ingwerdrink

Zutaten für 1 Portion

frischer Ingwer • 2 EL Zucker • 250 ml schwarzer Tee • Honig

Zubereitung

Drei Scheiben geschälten Ingwer, den Zucker und 125 Milliliter Wasser aufkochen und 20 Minuten ziehen lassen. Abseihen, mit dem Tee mischen und nach Belieben mit Honig süßen.

Pro Portion ca. 110 kcal, 470 kJ

Knoblauchquark in Paprikaschoten

Zutaten

1 Zwiebel • 2 Knoblauchzehen • 1 Salatgurke • 1 Staudensellerie

1/2 Bund frische Kräuter • 500 g Magerquark • Salz • Pfeffer

2 rote Paprikaschoten

Zubereitung

1 Zwiebeln und Knoblauchzehen abziehen und fein hacken. Salatgurke und Sellerie waschen und fein würfeln. Die Kräuter waschen und ebenfalls fein hacken. Alles unter den Quark mischen und mit Salz und Pfeffer abschmecken. **2** Die Paprikaschoten der Länge nach halbieren, Kerne und weiße Innenwände herausschneiden und die Hälften waschen.

Mit Küchenpapier trockentupfen und die Quarkmasse in die Paprikahälften füllen.

Pro Portion ca. 155 kcal, 655 kJ

Salbeikartoffeln à la Saltimbocca

Zutaten

8 mittelgroße Speisefrühkartoffeln • 500 g Kalbfleisch in dünnen Scheiben 16 dünne Scheiben durchwachsener Speck • Pfeffer • 20 frische Salbeiblätter • 20 g Butter • 50 g Speck • 1 EL Mehl • 250 ml Fleischbrühe (Instant) • Fruchtfleisch von 1 Zitrone • 100 g saure Sahne • Salz

Zubereitung

1 Den Backofen auf 220 °C (Umluft 200 °C, Gas Stufe 4–5) vorheizen. Die Kartoffeln unter fließendem Wasser gut abbürsten und mit Schale etwa 20 Minuten gar dämpfen, abschrecken und erkalten lassen. **2** Auf ein Brett eine Scheibe Speck legen, darauf ein Salbeiblatt, darauf eine oder eine halbe Scheibe Kalbfleisch, mit Pfeffer aus der Mühle würzen, darauf ein Salbeiblatt und dann wieder eine Scheibe Speck legen. **3** Dieses wie einen Mantel um eine Kartoffel wickeln, mit Holzspießchen befestigen und in eine flache, feuerfeste Form legen (Durchmesser 28 Zentimeter). Die restlichen Kartoffeln ebenso umwickeln. Kartoffeln nebeneinander in die Auflaufform legen und im vorgeheizten Backofen etwa 20 Minuten garen. und 20 Minuten im garen. **4** In der Zwischenzeit den Speck würfeln und in der Butter auslassen. Das Mehl einstreuen, anschwitzen und unter Rühren die Brühe dazu geben. Aufkochen und die restlichen klein geschnittenen Salbeiblätter und die ausgelösten und klein geschnittenen Zitronenfilets in die Sauce geben. **5** Mit Salz und Pfeffer abschmecken und die saure Sahne unterrühren. Die Sauce nach 20 Minuten Backzeit über die Saltimbocca-Kartoffeln geben und weitere 10 Minuten überbacken. Heiß servieren.

Tipp Kalbfleisch am besten schon beim Metzger auf der Wurstschneidemaschine in sehr dünne Scheiben schneiden lassen.

Pro Portion ca. 830 kcal, 3460 kJ

Auf den ersten Blick erscheint dieses Gericht ein wenig kompliziert, das ist es jedoch keineswegs. Gut, man braucht etwas Zeit für die Vorbereitungen, aber wenn es erst einmal im Ofen ist, kann man sich schon um die ersten Gäste kümmern…

Zunehmender Mond in der Jungfrau ☽ ♍

Kräuter im Glas

Zutaten für 1 Portion

3 EL gemischte, gehackte Kräuter (Dill, Petersilie, Schnittlauch, Salbei, Thymian) • 120 ml Buttermilch • Pfeffer • Muskat

Zubereitung

Die Kräuter unter die kalte Buttermilch rühren und mit den Gewürzen abschmecken. Dazu schmeckt eine Vollkornsemmel am besten.

Pro Portion ca. 60 kcal, 250 kJ

Minestrone

Zutaten

1 Zwiebel • 300 g Rosenkohl • 250 g Weißkohl • 1 Fenchelknolle
150 g Staudensellerie • 2 Stangen Lauch • 3 Möhren • 2 EL Butter
1 EL Tomatenmark • 1 1/4 Liter Gemüsebrühe • Salz • grober Pfeffer
150 g Langkornreis • 2 Tomaten • 1 Bund Petersilie • 40 g Parmesan

Diesen italienischen Suppen-, oder eher Eintopfklassiker – Sie kennen ihn sicher – können Sie statt mit Reis auch mit Teigwaren zubereiten. Besonders hübsch sind die kleinen Rädchen.

Zubereitung

1 Die Zwiebel abziehen und grob würfeln, Rosenkohl, Weißkohl, Fenchelknolle, Staudensellerie, Lauch und Möhren putzen und waschen. Weißkohl und Fenchel in Streifen, Lauch in Ringe und Möhren in Scheiben schneiden. **2** Butter in einem großen Topf erhitzen, vorbereitetes Gemüse darin etwa 5 Minuten anbraten. Das Tomatenmark zugeben und die Gemüsebrühe angießen. Zugedeckt etwa fünf Minuten leicht kochen lassen. **3** Suppe mit Salz und Pfeffer würzen, den Reis zugeben und ohne Deckel weitere 20 Minuten garen. **4** Tomaten waschen, grob würfeln und 5 Minuten vor Ende der Garzeit zugeben. **5** Die Petersilie waschen, trockentupfen und grob hacken. Die Suppe auf Teller verteilen, den Parmesan reiben und unterrühren. Mit gehackter Petersilie bestreut servieren.

Pro Portion ca. 370 kcal, 1550 kJ

Gemüsepotpourri

Zutaten

2 Tomaten • 1 grüne Paprikaschote • 1 Zucchini • 15 Champignons 2 Zwiebeln • 1 Dose Mais • 1 Dose Kidneybohnen • Sojabohnenkeimlinge (100 g) • 2 EL Öl • Salz • Pfeffer • Paprikapulver • 250 g Langkornreis • 2 Eier • 75 g Mehl • 1 EL Margarine

Zubereitung

1 Das Gemüse putzen, waschen und in grobe Stücke schneiden. Champignons vierteln. Zwiebeln abziehen, in Streifen schneiden. **2** Mais, Bohnen und Sojabohnenkeime abtropfen lassen. Alles in erhitztem Öl anbraten, mit Salz, Pfeffer und Paprikapulver pikant würzen. Beiseite stellen. **3** Den Reis nach Packungsanweisung kochen, abgießen und gut abtropfen lassen. Eier mit dem gekochten Reis vermischen, salzen und pfeffern. Das Mehl zufügen und alles gut vermengen. **4** Mit einem Esslöffel kleine Reisplätzchen portionieren und in heißer Margarine ausbacken. Reisplätzchen mit dem Gemüse auf Tellern anrichten.

Pro Portion ca. 500 kcal, 2100 kJ

Zuchtchampignons sind meist so sauber, dass es genügt, sie mit Küchenpapier abzureiben oder mit einem Pinsel zu säubern. Beim Waschen saugen sie sich voll Wasser und verlieren dabei an Geschmack.

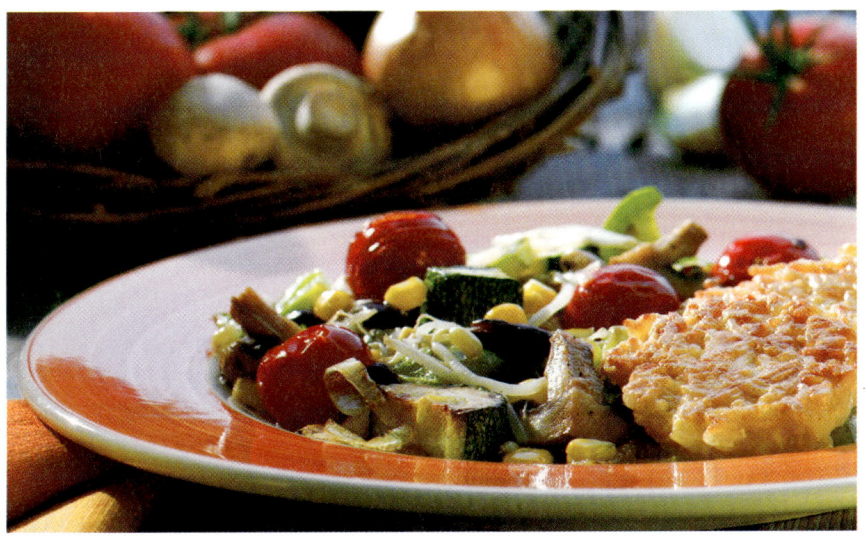

Die knusprigen Reispuffer machen das vegetarische Gemüsepotpourri komplett.

Vollmond in der Jungfrau ○ 🏃

Schlesischer Heringssalat

Zutaten

1 kg kalte Pellkartoffeln • 2 Salzheringe oder 4 Heringsfilets (etwa 200 g)

1 Apfel • 1 Zwiebel • 1–2 Gewürzgurken • 6 EL Speiseleinöl

6 EL Brühe (Instant) • 2 EL Essig • Salz • Pfeffer • 1 Msp. Zucker

4 EL süße Sahne • 1 Bund Schnittlauch

Zubereitung

1 Die Kartoffeln pellen und in Scheiben oder Würfel schneiden. Die gewässerten (oder in Milch eingelegten) Salzheringe mit Küchenpapier trockentupfen, häuten und entgräten. Die Filets in etwa 1 Zentimeter breite Streifen schneiden. **2** Den Apfel und die Zwiebel schälen, den Apfel entkernen. Beides zusammen mit den Gewürzgurken in dünne Streifen oder Würfel schneiden. Die Zutaten in einer Schüssel mischen. **3** Aus Leinöl, Brühe, Essig, Gewürzen und der Sahne eine Marinade rühren und abschmecken. Über die Salatzutaten geben, vorsichtig untermischen. **4** Den Kartoffelsalat mindestens 30 Minuten durchkühlen lassen und mit gewaschenem und klein geschnittenem Schnittlauch bestreut servieren.

Pro Portion ca. 440 kcal, 1850 kJ

Pastinaken sind ein Wurzel- und typisches Wintergemüse. Sie erinnern im Geschmack an eine Mischung aus Knollensellerie und Petersilienwurzel, und können im Notfall auch durch diese ersetzt werden.

Pastinaken-Kartoffel-Püree

Zutaten

200 g Pastinaken • 200 g Kartoffeln • 1 mittelgroße Zwiebel

1 Stück (20 cm) Lauch • 40 g Butter • 250 ml Gemüse- oder Rindbrühe

Salz • Muskatnuss • 1 Eigelb • 2 EL Sahne • 2 EL fein gehackte

Pastinakenblätter

Zubereitung

1 Pastinaken und Kartoffeln schälen und klein schneiden. Die Zwiebel abziehen und würfeln, den Lauch putzen, waschen und klein schneiden.

2 Butter in einer Kasserolle schmelzen lassen und darin den Lauch und die Zwiebeln andünsten. Darauf die klein geschnittenen Pastinaken und Kartoffeln geben. Alles gut in der Butter durchschwenken und dann mit der Brühe aufgießen. Mit den Gewürzen abschmecken und zugedeckt in ca. 15 Minuten kochen lassen. **3** Die Masse mit dem Kartoffelstampfer zu Brei verkleinern oder durch die Kartoffelpresse drücken, wieder in die Kasserolle geben und nochmals erhitzen, erst dann vom Herd nehmen. **4** Eigelb und Sahne in der Tasse verquirlen und das Püree damit binden. Kurz vor dem Servieren die fein gehackte Pastinakenblätter darüber streuen. Das Püree passt gut zu gekochtem Rindfleisch und zu Kasseler mit Sauerkraut.

Pro Portion ca. 180 kcal, 750 kJ

Abnehmender Mond in der Jungfrau ☾ 🦀

Zwiebelkuchen

Zutaten:

1 kg Gemüsezwiebeln • 2 EL Öl • Salz • Pfeffer • Thymian
2 Knoblauchzehen • 400 g Magerquark • 2 Eier • 12 große
Spinatblätter • Fett für die Form

Zubereitung

1 Den Backofen auf 200 °C (Umluft 180 °C, Gas Stufe 3–4) vorheizen. Die Zwiebeln schälen und grob würfeln und im heißen Öl etwa 30 Minuten dünsten. **2** Dann mit Salz, Pfeffer, Thymian würzen und die abgezogenen und zerdrückten Knoblauchzehen zugeben. **3** Den Quark mit den Eiern verrühren und die Zwiebelmasse unterheben. **4** Spinatblätter putzen, waschen und kurz in Salzwasser blanchieren, abtropfen lassen und eine flache, ausgefettete Form damit auslegen. Die Zwiebel-Quark-Masse darauf geben, glatt streichen und im Backofen etwa 30 Minuten backen.

Tipp Auch große blanchierte Mangoldblätter sind als »Boden« des Zwiebelkuchens geeignet.

Pro Portion ca. 250 kcal, 1050 kJ

Der Zwiebelkuchen wird leichter verdaulich, wenn Sie noch etwas Kümmelsamen untermischen. Besonders empfindliche Personen sollten gleich einen Fencheltee dazu trinken, er mindert die Blähungen.

57

Der Mond in der Waage

An Waagetagen sollten Sie vor allem fett- und ölhaltige Speisen auf den Tisch bringen bzw. solche Gerichte, die mit Fett oder Öl zubereitet werden. Achten Sie darauf, dass der Tisch hübsch dekoriert ist und auch die Speisen außergewöhnlich angerichtet sind. Beispiele für an Waagetagen besonders geeignete Lebensmittel finden Sie links und rechts in der Marginalspalte.

Lebensmittel an Waagetagen:
- **Obst/Gemüse**
  Holunderblüte
  Malve
  Blumenkohl
  Rosenkohl

- **Fleisch/Fisch**
  Ente
  Rind
  Wachtel

Neumond in der Waage ● ⚖

Italienischer Nudelsalat

Zutaten

250 g Vollkorn-Hörnchennudeln • Salz • 400 g Tomaten • 2 Zucchini
250 g Champignons • 1 Zwiebel • 1 EL Öl • 1 Knoblauchzehe • 1 Kugel
Mozzarella • (150 g) • 2 EL Sonnenblumenkerne oder Pinienkerne
150 g fettarmer Joghurt • 3 EL Rotweinessig • 1 EL Honig • Pfeffer
1 Bund Basilikum

Zubereitung

1 Nudeln in reichlich Salzwasser bissfest kochen, abgießen, abschrecken und abkühlen lassen. **2** Inzwischen die Tomaten waschen, den Stielansatz herausschneiden und die Tomaten in schmale Schnitze schneiden. Die Zucchini und die Pilze putzen, waschen und in Scheiben schneiden. **3** Öl erhitzen und die Zucchini, die Pilze kurz anbraten und beiseite stellen. Zwiebel und Knoblauch schälen, Knoblauch durchdrücken und die Zwiebel sehr fein würfeln. **4** Den Mozzarella in feine Streifen schneiden. **5** Die Nudeln und das Gemüse mit den Kernen in eine Schüssel geben. Joghurt mit Essig, Honig, Pfeffer und Salz verrühren. Diese Marinade über den Salat geben und vorsichtig unterheben. Basilikum waschen und in feine Streifen schneiden. Zusammen mit dem Käse unterheben.

Pro Portion ca. 400 kcal, 1660 kJ

Entenbrust in Orangensauce

Zutaten

2 ganze Entenbrüste (à 350 g) • 2 Eier • Salz • Pfeffer • Mehl zum Wenden • 5 EL Sesamsamen • Fett für das Blech • 1 cl Orangensaft abgeriebene Schale von 1 unbehandelten Orange • 1 cl Weißwein 125 g Butter • 1 Prise Zucker • 250 g Langkorn-Wildreis-Mischung 600 g grüne Bohnen • 4 Scheiben durchwachsener, geräucherter Speck frisches Bohnenkraut

Zubereitung

1 Den Backofen auf 200 °C (Umluft 180 °C, Gas Stufe 3–4) vorheizen. Die Entenbrust waschen, mit Küchenpapier trockentupfen. **2** Die Eier trennen. Die Entenbrüste würzen, zuerst in Mehl, dann in Eiweiß und zum Schluss in den Sesamsamen wälzen. Auf ein gefettetes Backblech legen und im vorgeheizten Backofen etwa 30 Minuten garen. **3** Inzwischen die Eigelbe mit Orangensaft, Orangenschale und Wein im Wasserbad bis zum Stocken schaumig schlagen. Die Butter zerlassen und langsam unter die Eimasse rühren. Mit Salz und Zucker abschmecken. **4** Die Reismischung etwa 20 Minuten in kochendem Salzwasser garen. **5** Die Bohnen putzen, waschen und in Salzwasser garen. Abgießen, abtropfen lassen, bündeln und mit Speck umwickeln. Auf einen Schaumlöffel legen und im Bohnenwasser nochmals erhitzen, mit Salz und etwas Bohnenkraut bestreuen. **6** Fertig gegarte Entenbrüste schräg in Scheiben schneiden und mit Sauce, Bohnenbündeln und Reis servieren.

Pro Portion ca. 800 kcal, 3340 kJ

Lebensmittel an Waagetagen:
● **Gewürze/Samen**
Haselnuss
Kastanie
Mohn
Pistazie
Sonnenblumenkern

● **Sonstiges**
Butter
Sahne
Marzipan

Zunehmender Mond in der Waage ☽ ♎

Haselnuss-Sanddorn-Milch

Zutaten für 1 Portion

1 Apfel • 1 Orange • 1 EL geschälte, gemahlene Haselnüsse 1 TL Zitronensaft • 1 EL Sanddornsaft • 250 ml fettarme Milch, fettarmer Joghurt oder Buttermilch • 2–3 Eiswürfel nach Belieben

Sanddornsaft enthält sehr große Mengen Vitamin C. Sie bekommen ihn in Reformhaus, im Naturkostladen oder auch in der Apotheke.

Zubereitung

1 Apfel waschen, schälen, entkernen und das Fruchtfleisch in Stücke schneiden. Die Orange halbieren und auspressen. **2** Alle Zutaten außer der Milch, dem Joghurt oder der Buttermilch und den Eiswürfeln in einem Mixer verquirlen, bis keine Stückchen mehr erkennbar sind. **3** Zuletzt die kalte Milch (bzw. Joghurt oder Buttermilch) untermischen. Nach Belieben die Eiswürfel zerstoßen, zugeben und nochmals gut umrühren.

Pro Portion ca. 370 kcal, 1550 kJ

Blumenkohl-Brokkoli-Möhren-Gratin

Zutaten

250 g Naturreis • 500 g Brokkoli • 500 g Blumenkohl • 1/2 Bund junge Möhren • Salz • Fett für die Form • 250 g Sahne • 2 Eier • Pfeffer geriebene Muskatnuss • 100 g Greyerzer-Käse

Zubereitung

1 Backofen auf 180 °C (Umluft 190°, Gas Stufe 2–3) vorheizen. Den Naturreis etwa 25 Minuten in kochendem Salzwasser garen, abgießen und abtropfen lassen. **2** Brokkoli und Blumenkohl putzen, waschen und in Röschen teilen. Möhren putzen, dabei nicht das ganze Grün entfernen. **3** Das vorbereitete Gemüse getrennt jeweils etwa 8 Minuten in wenig Salzwasser dünsten, abgießen und mit kaltem Wasser abschrecken. **4** Reis mit Brokkoliwürfeln mischen, in eine große, flache, gefettete Auflaufform geben, die Blumenkohl- und Brokkoliröschen sowie Möhren dekorativ darauf setzen und etwas hinein drücken. **5** Sahne mit Eiern verrühren, mit Salz, Pfeffer und Muskat würzen und über das Gratin gießen. Käse reiben und darüber streuen. Im vorgeheizten Backofen etwa 45 Minuten backen. 15 Minuten vor Ende der Garzeit mit Alufolie abdecken, damit der Käse nicht zu braun wird.

Tipp Greyerzer-Käse kann auch durch Bergkäse ersetzt werden. Oder durch mildere Käsesorten wie Emmentaler und Gouda.

Pro Portion ca. 640 kcal, 2680 kJ

Vollmond in der Waage ○ ⚖

Kalte Malve

Zutaten für 1 Portion

1 Beutel Malventee • Zucker nach Geschmack • Saft von 1/2 Zitrone einige Sauerkirschen (Konserve) als Dekoration • 2 cl Kirschwasser nach Geschmack

Zubereitung

Malventee mit 250 Milliliter kochendem Wasser überbrühen und 15 Minuten ziehen lassen. Zuckern, den Zitronensaft zugeben und mit den Sauerkirschen garnieren. Nach Belieben Kirschwasser zugeben.

Pro Portion ca. 90 kcal, 360 kJ

Klare Tomatensuppe mit Klößchen

Zutaten

1 kg Tomaten • 1 Bund Suppengrün • 800 ml Fleischbrühe • 500 g Kartoffeln • 75 g Mehl • 3 Eigelbe • 100 g Emmentaler • Salz • Pfeffer 1 Bund Thymian • Mehl zum Formen • Öl zum Ausbacken

Zubereitung

1 Tomaten waschen und vierteln. Suppengrün putzen, waschen und die Hälfte klein schneiden. Zusammen mit den Tomaten in der Fleischbrühe 20 Minuten garen. Dann durch ein Sieb gießen (nicht drücken, sonst wird die Suppe trübe). **2** Inzwischen Kartoffeln schälen, würfeln und etwa 30 Minuten kochen. Abgießen und zerstampfen. Mit Mehl, Eigelben, geriebenem Käse, Salz, Pfeffer und den gewaschenen und abgezupften Thymianblättchen vermischen. **3** Mit bemehlten Händen kleine Klößchen formen. Öl erhitzen und die Klößchen portionsweise darin ausbacken. **4** In der Zwischenzeit das restliche Suppengrün in feine Streifen schneiden und etwa 3 Minuten in der Suppe garen. Suppe auf Teller verteilen und die Klößchen hinein setzen.

Pro Portion ca. 440 kcal, 1860 kJ

Für diese Suppe sollten Sie sich nach besonders aromatischen Tomaten umsehen. Gut geeignet sind die nicht so stark wasserhaltigen, dunkelroten Eiertomaten.

61

Malayische Reispfanne mit Cashewkernen

Zutaten

*250 g Basmati-Reis • Salz • 600 g Putenschnitzel • 2 EL Butter • Pfeffer
100 g Brokkoli • 150 g Champignons • 1 Stange Lauch • 3 Möhren
Paprikapulver • 125 ml Brühe • 60 g Cashewkerne*

Zubereitung

1 Reis in kochendem Salzwasser etwa 10 Minuten garen. **2** Putenschnitzel waschen, trockentupfen und in mundgerechte Stücke schneiden. Das Fleisch in einer Pfanne in heißer Butter anbraten, herausnehmen, salzen, pfeffern und warm stellen. **3** Brokkoli putzen, waschen
und in Röschen teilen. Champignons, Lauch und Möhren putzen, waschen, Pilze vierteln und Lauch in Ringe schneiden, Möhren schälen und
in Stifte schneiden. **4** Gemüse im verbliebenen Fett kurz andünsten,
würzen, die Brühe angießen und geschlossen etwa 10 Minuten garen.
5 Den Reis abgießen und gut abtropfen lassen. Reis und Putenfleisch
unter das Gemüse mischen. Die Cashewkerne in einer Pfanne ohne Fett
rösten und über die Reispfanne streuen.

Pro Portion ca. 530 kcal, 2235 kJ

**Die Cashewkerne
entfalten erst beim
Rösten in der Pfanne
ihren vollen Ge-
schmack und ver-
strömen dabei einen
Duft, der einem das
Wasser im Munde
zusammenlaufen
lässt.**

Abnehmender Mond in der Waage ☾ ⚖

Mandel-Flip

Zutaten

*100 g abgezogene, gehackte Mandeln • 1 Päckchen Vanillinzucker
3 EL Zucker • 2 Eigelbe • 600 ml fettarme Milch • 4 EL geschlagene
Sahne zum Dekorieren*

Zubereitung

Alle Zutaten im Mixer fein pürieren. Dann in vier Gläser füllen, jede
Portion mit einem Sahnetupfer dekorieren und sofort nach der Zubereitung servieren.

Pro Portion ca. 320 kcal, 1350 kJ

Mohnnocken

Zutaten

900 g mehlig kochende Kartoffeln • Salz • 80 g Butter
125 g Mehl • 3 Eier • 1 kg Frittierfett • 150 g gemahlener Mohn
150 g Sahne • 30 g Zucker

Zubereitung

1 Die Kartoffeln als Salzkartoffeln zubereiten. Wenn sie gar sind, fast das ganze Wasser abgießen und 50 Gramm Butter zugeben, die langsam schmelzen sollte. Nach und nach das Mehl einrühren und alles wie einen Brandteig zubereiten. Kartoffeln dabei zu Mus zerdrücken (nur bei schwacher Hitze, sonst brennt es an!). **2** Den Topf vom Herd nehmen und die Eier einzeln unterheben. **3** Das Fett auf 180 °C erhitzen. Mit einem Löffel Nocken abstechen und diese in Fett schwimmend ausbacken. **4** Inzwischen den Mohn in heißer Sahne gar werden lassen. Butter in einer Pfanne zerlassen, Zucker zufügen und den Sahnemohn kurz darin anrösten. Dann über die fertigen Nocken gießen.

Pro Portion ca. 890 kcal, 3730 kJ

Löffelprobe machen: Halten Sie den Stiel eines Holzkochlöffels ins Fett – es sollten kleine Bläschen daran aufsteigen. Erst dann ist das Fett zum Ausbacken und Frittieren heiß genug!

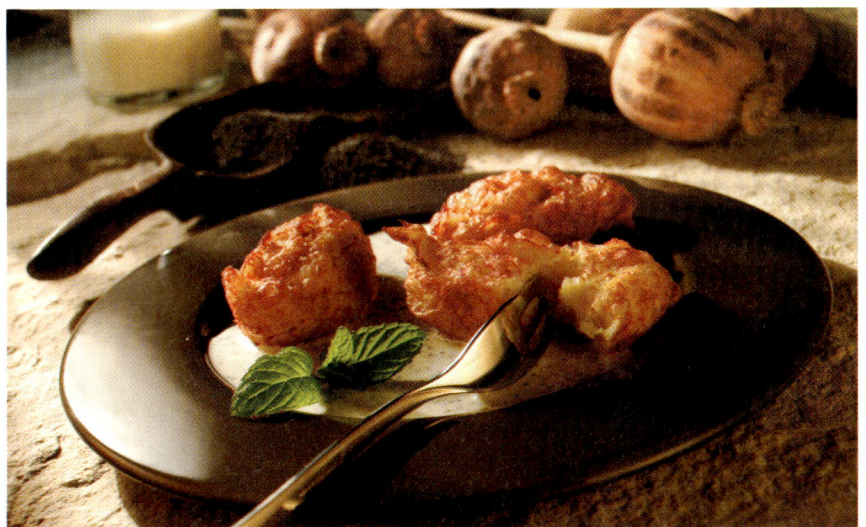

Auch süße Hauptgerichte wie die Mohnnocken haben in der Monddiät ihren Platz.

Der Mond im Skorpion

An Skorpiontagen sollten Sie vor allem kohlenhydratreiche und/oder stark wasserhaltige Lebensmittel auf den Tisch bringen, außerdem sind als Extras an diesen Tagen Blattgemüse wichtig. Beispiele für an Skorpiontagen besonders geeignete Lebensmittel finden Sie links und rechts in der Marginalspalte.

Lebensmittel an Skorpiontagen:
● **Obst/Gemüse**
Rhabarber
Bataviasalat
Chicorée
Endiviensalat
Essiggurke
Kresse
Löwenzahn
Radicchio
Sauerkraut
Wirsing
Zucchino

Neumond im Skorpion ● 🦂

Pfefferminz-Milch

Zutaten

4 Beutel Pfefferminztee • 2 EL Honig • 250 ml fettarme Milch

Zubereitung

Den Pfefferminztee mit 1 Liter kochendem Wasser überbrühen und 5 Minuten ziehen lassen. Den kalten Tee mit Honig süßen und mit der Milch im Mixer verquirlen. In hohe Gläser gefüllt servieren.

Pro Portion ca. 55 kcal, 220 kJ

Brunnenkressensuppe

Zutaten

1 l Fleischbrühe • 1 gehäufter EL Speisestärke • 250 ml fettarme Milch • Salz • Pfeffer • 2 Eigelbe • 5–6 EL Sahne • 3–4 EL fein gehackte Brunnenkresse

Zubereitung

1 Die Brühe aufkochen lassen, Speisestärke mit der Milch verrühren und in die Suppe gießen. Die Suppe mit Salz und Pfeffer abschmecken. 2 Eigelbe mit der Sahne verrühren. Die Suppe vom Herd nehmen und mit der Eiersahne legieren. 3 Die Suppe so heiß wie möglich über die gehackte Brunnenkresse in die vorgewärmten Teller gießen.

Pro Portion ca. 175 kcal, 740 kJ

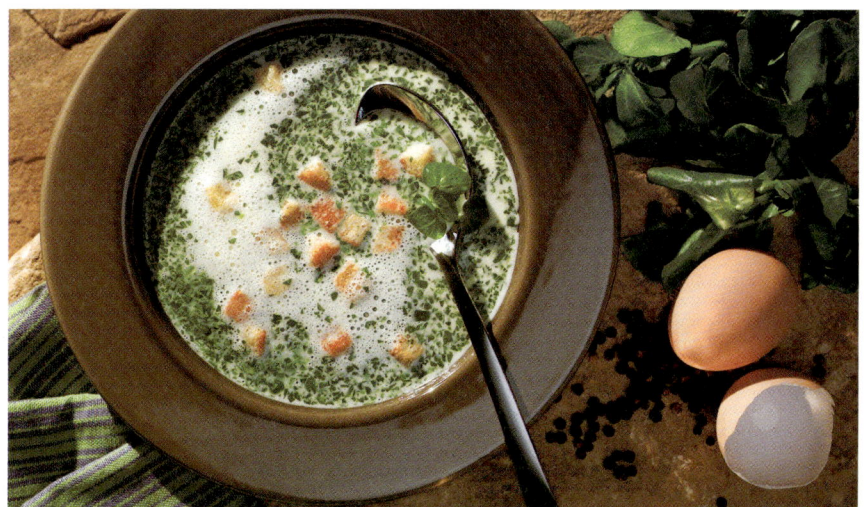

Zur Frühlingszeit ein echter Hit: die legierte Brunnenkressesuppe (Rezept Seite 64).

Überbackener Chicorée

Zutaten

600 g Kartoffeln • Salz • 4 große Chicoréestauden • 500 g Tomaten
4 Scheiben magerer, gekochter Schinken • 50 g geriebener Greyerzer
Pfeffer

Zubereitung

1 Den Backofen auf 180 °C (Umluft 160 °C, Gas Stufe 2–3) vorheizen. Die Kartoffeln waschen, im Schnellkochtopf garen und noch heiß schälen.   **2** Inzwischen Salzwasser zum Kochen bringen. Den Chicorée putzen, den Strunk gut ausschneiden und 10 Minuten blanchieren. **3** Die Tomaten waschen, die Stielansätze ausschneiden und die Tomaten in Scheiben schneiden. Die Kartoffeln in Scheiben schneiden. In eine flache Auflaufform Tomaten und Kartoffeln schuppenartig übereinander legen. Pfeffern und salzen.   **4** Die Chicoréestauden aus dem Wasser nehmen, jeweils in eine Scheibe Schinken einrollen, auf das Gemüse setzen und alles mit dem geriebenen Käse bestreuen. Im Backofen etwa 15 Minuten gratinieren.

Pro Portion ca. 270 kcal, 1150 kJ

Lebensmittel an Skorpiontagen
● **Gewürze/Samen**
Pfefferminze
Buchweizen
Dinkel
Essig

● **Sonstiges**
Rotwein

65

Zunehmender Mond im Skorpion ☽ 🦂

Früchtequark

Zutaten für 1 Portion
150 g Magerquark • 2–3 EL Mineralwasser • 200 g frische Früchte

(z. B. Erdbeeren, Johannisbeeren) • Honig nach Geschmack

Zubereitung
1 Quark je nach Konsistenz mit dem Mineralwasser glatt rühren. **2** Die Früchte verlesen, putzen und waschen und in mundgerechte Stücke schneiden. Zum Quark geben und unterrühren. **3** Je nach Fruchtsüße mit Honig abschmecken.

Tipp Quarkspeisen sind nicht nur gesund, man kann sie praktisch das ganze Jahr über mit immer neuen Obstsorten zubereiten. Nur bei einigen exotischen Früchten (Ananas, Kiwi, Papaya) ist Vorsicht geboten, denn sie enthalten eiweißspaltende Enzyme, die den Quark bitter machen und auch dafür verantwortlich sind, dass Süßspeisen mit Gelatine nicht fest werden. Durch kurzes Blanchieren kann dies verhindert werden.

Pro Portion ca. 190 kcal, 805 kJ

Als flüssige Süße für Quarkspeisen können Sie auch Rübenkraut oder den feinen Ahornsirup verwenden.

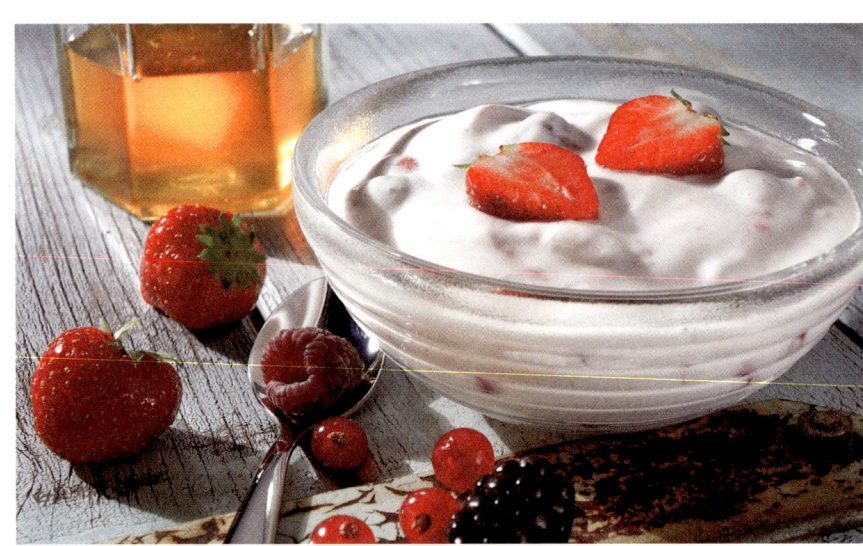

Der Früchtequark ist, egal mit welcher Fruchtsorte, ein guter Kalzium- und Vitaminlieferant.

66

Gefüllte Auberginen

Zutaten

2 Auberginen • 2 Zwiebeln • 4 Fleischtomaten • 2 Knoblauchzehen
4 EL Olivenöl • 200 g Naturreis • Salz • Pfeffer • Paprikapulver
Basilikum • 200 g Schafskäse • 1/2 Bund Petersilie

Zubereitung

1 Den Backofen auf 200 °C (Umluft 180 °C, Gas Stufe 4–5) vorheizen. **2** Auberginen putzen, waschen, der Länge nach halbieren, das Fruchtfleisch herauslösen und würfeln. Zwiebeln abziehen und in Ringe schneiden. Die Tomaten kreuzweise einschneiden, mit heißem Wasser überbrühen, abziehen und in kleine Würfel schneiden. Knoblauchzehen abziehen und zerdrücken. **3** In erhitztem Öl Naturreis, Zwiebelringe, Tomaten- und Auberginenwürfel und Knoblauch andünsten, mit 250 Milliliter Wasser auffüllen und bei geschlossenem Deckel etwa 20 Minuten garen. **4** Mit Salz, Pfeffer, Paprikapulver und Basilikum abschmecken. Schafskäse würfeln und unterheben. **5** Die Reismischung in die Auberginenhälften füllen und in einer Auflaufform etwa 30 Minuten überbacken. Mit frisch gehackter Petersilie bestreut servieren.

Pro Portion ca. 460 kcal, 1925 kJ

Vollmond im Skorpion ○ 🦂

Sauerkrautsaft bayerisch

Zutaten

500 ml Sauerkrautsaft • 500 ml Tomatensaft • 2 TL gemahlener
Kümmel • Eiswürfel

Zubereitung

Die beiden Säfte gut mit dem gemahlenen Kümmel verrühren. Ein paar Eiswürfel in vier hohe Gläser geben, die Saftmischung darüber geben und kalt servieren.

Pro Portion ca. 40 kcal, 160 kJ

Dekorieren Sie Ihre Gemüsecocktails doch einmal. Zum Beispiel mit langen, gewaschenen Staudenselleriestangen samt Blättern. So haben Sie gleichzeitig auch noch etwas zu knabbern.

Herbstliche Wirsingrollen

Zutaten

8 große Wirsingblätter • Salz • 125 g Schnellkoch-Reis • 100 g Pilze (z. B. weiße oder braune Champignons, Pfifferlinge, Steinpilze) • 2 Möhren 1/2 Bund glatte Petersilie • 2 Zwiebeln • 4 EL Speiseöl • 150 g Emmentaler • 1 Ei • Pfeffer • 300 g geschnetzeltes Schweinefleisch • 2 EL Mehl 400 ml Gemüsebrühe • 200 g Sahne • 5 EL Weißwein • 100 g TK-Erbsen und Möhren

Zubereitung

1 Wirsingblätter waschen und in kochendem Salzwasser 3 Minuten blanchieren. Herausnehmen und kalt abschrecken. Reis etwa 10 Minuten in kochendem Salzwasser garen. **2** In der Zwischenzeit Pilze putzen, waschen und in Scheiben schneiden. Möhren putzen und schälen, Petersilie waschen und die Zwiebeln abziehen. Möhren in feine Stifte schneiden, Petersilie hacken und Zwiebeln würfeln. **3** Pilze, Möhrenstifte und Zwiebelwürfel in einem Esslöffel erhitztem Öl anbraten. Abgegossenen Reis mit dem Gemüse mischen. Käse grob reiben, mit Ei und Petersilie unter die Reismasse geben und mit Salz und Pfeffer würzen. Gemüsereis gleichmäßig auf den Wirsingblättern verteilen, die Seiten einschlagen, aufrollen und mit Küchengarn befestigen. **4** Fleisch in einem Esslöffel erhitztem Öl anbraten und aus der Pfanne nehmen, etwas salzen und pfeffern. **5** Wirsingrollen im restlichen erhitzten Öl von allen Seiten anbraten, herausnehmen, den Bratensatz mit Mehl bestäuben, Gemüsebrühe und Sahne angießen und aufkochen. Wein dazugeben, nochmals aufkochen, die Rollen in die Sauce legen und etwa 30 Minuten bei schwacher Hitze garen. **6** Fleisch, angetaute Erbsen und Möhren 5 Minuten hinzugeben und mit erhitzen. Wirsingrollen mit dem Geschnetzelten auf Tellern anrichten.

Tipp Zum Füllen eignen sich auch große Weißkohl- oder Rotkohlblätter. Dicke Blattrippen mit dem Messer flachschneiden, dann lassen sie sich besser aufrollen.

Pro Portion ca. 530 kcal, 2220 kJ

Kaufen Sie das Schweinefleisch am besten am Stück beim Metzger, dann wissen Sie genau was Sie haben. Lassen Sie sich mageres Schweineschnitzel oder – noch besser – Filet geben.

Abnehmender Mond im Skorpion ☾ 🦂

Zucchiniauflauf

Zutaten

250 g Zucchini • 1 kg Kartoffeln • 2 Tomaten • 10 g Butter • 2 Eier
150 g Sahne • Salz • Pfeffer • Muskatnuss • 50 g Emmentaler

Zubereitung

1 Den Backofen auf 200 °C (Umluft 180 °C, Gas Stufe 3–4) vorheizen.
2 Kartoffeln schälen, 20 Minuten in Salzwasser vorkochen, anschließend in Scheiben schneiden. Zucchini und Tomaten putzen, waschen und in Scheiben schneiden. **3** Eine feuerfeste Form buttern und das Gemüse einschichten. **4** Die Eier mit der Sahne verquirlen, salzen, pfeffern und mit Muskatnuss würzen. Den Käse reiben und zugeben. Die Masse über dem Gemüse verteilen und etwa 30 Minuten überbacken.

Pro Portion ca. 440 kcal, 1850 kJ

Marinierte Heringe

Zutaten

4 frische, filetierte Heringe • 2 Zwiebeln • 250 ml Sherryessig
250 ml Estragonessig • einige Wacholderbeeren • einige Pimentkörner
2 frische Thymianzweige • 2 Lorbeerblätter • 1 TL Zucker • 1 TL Salz
250 ml trockener Sherry

Zubereitung

1 Die Heringsfilets waschen, trockentupfen und in ein passendes Gefäß aus Keramik oder Glas einschichten. **2** Die Zwiebeln abziehen und in Ringe schneiden. Zwiebeln, Essige, zerdrückte Wacholderbeeren und restliche Gewürze aufkochen. **3** Abgekühlt über die Heringe gießen, sie müssen vollkommen bedeckt sein. Die marinierten Fischfilets im Kühlschrank 1 Woche durchziehen lassen. **4** Aus der Marinade nehmen und mit Sherry beträufeln. Dazu passt gebuttertes Weiß- oder Toastbrot.

Pro Portion ca. 540 kcal, 2260 kJ

Die Heringsfilets werden durch das Einlegen in diese Marinade quasi haltbar gemacht. Ihr Fleisch wird dabei weich und mürbe und ist von dem würzigen Geschmack der Marinierflüssigkeit vollkommen durchzogen.

Der Mond im Schützen

An Schützetagen sollten Sie vor allem eiweißhaltige Speisen und rote Früchte sowie exotische Speisen und Gewürze auf den Tisch bringen. Beispiele für an Schützetagen besonders geeignete Lebensmittel finden Sie links und rechts in der Marginalspalte.

Neumond im Schützen ● ⌁

Tofupfanne

Zutaten

300 g fester Tofu • 1 Stange Lauch • 200 g Brokkoli • 2 Möhren 3 Stangen Staudensellerie • 70 g Kichererbsensprossen • 100 g TK-Erbsen • 70 g Kürbiskernsprossen • 1 TL Erdnussöl • Cayennepfeffer Kurkuma • Pfeffer • 1 Bund Koriandergrün

Lebensmittel an Schützetagen
● Obst/Gemüse
Apfel
Birne
Brombeere
Dattel
Heidelbeere
Holunderbeere
Kiwi
Mango
Pfirsich
Schwarze Johannisbeere
Mungobohnensprossen
Sojabohne

Zubereitung

1 Den Tofu abgießen, in kleine Würfel schneiden. **2** Den Lauch putzen, der Länge nach halbieren, unter fließendem kalten Wasser gut waschen und in Streifen schneiden. Den Brokkoli putzen, waschen und in kleine Röschen teilen. Die Möhren putzen, schälen und stifteln. Den Sellerie putzen, waschen und in Scheiben schneiden. Die Sprossen kalt überbrausen und abtropfen lassen. **3** Das Öl in einer beschichteten Pfanne erhitzen, das vorbereitete Gemüse mit den Kichererbsensprossen und den Erbsen zugeben und bissfest dünsten. Den Koriander waschen, trockenschwenken und fein hacken. Die Gemüsepfanne mit den Gewürzen abschmecken. Tofu und die Kürbiskernsprossen unterrühren, mit Koriander bestreuen und sofort servieren.

Info Tofu ist eine hochwertige pflanzliche Eiweißquelle, die aus Sojabohnen gewonnen wird. Da er relativ geschmacksneutral ist, bietet es sich an ihn vor der Weiterverwendung zum Beispiel in Sojasauce oder anderen würzigen Flüssigkeiten zu marinieren.

Pro Portion ca. 155 kcal, 650 kJ

Hasenrücken mit Hagebuttensauce

Zutaten

170 g Hagebuttenmark • 65 ml trockener Roséwein • 1 kleiner Apfel
65 g Sahne • 1 TL Zucker • Salz • 4 Filets vom Hasenrücken
2 EL Butterschmalz • Pfeffer

Zubereitung

1 Das Hagebuttenmark mit dem Roséwein gut verrühren. Den Apfel waschen, schälen, entkernen und fein reiben. **2** Die Sahne mit dem Zucker steif schlagen und unter die Wein-Frucht-Mischung heben. Mit Salz abschmecken. **3** Die Filets waschen und trockentupfen. In sehr heißem Butterschmalz im Ganzen 3 bis 4 Minuten rundherum braten. Die Fleischstücke kurz ruhen lassen (am besten in Alufolie), erst danach mit Salz und Pfeffer würzen. **4** Den Bratensatz aus der Pfanne unter die Hagebuttensauce rühren. Hasenrücken mit der Sauce und Spätzle oder Kartoffeln servieren.

Pro Portion ca. 540 kcal, 2270 kJ

Lebensmittel an Schützetagen:

● **Fleisch/Fisch**
Reh
Karpfen
Scholle
Tintenfisch

● **Gewürze/Samen**
Currypulver

● **Sonstiges**
Quark

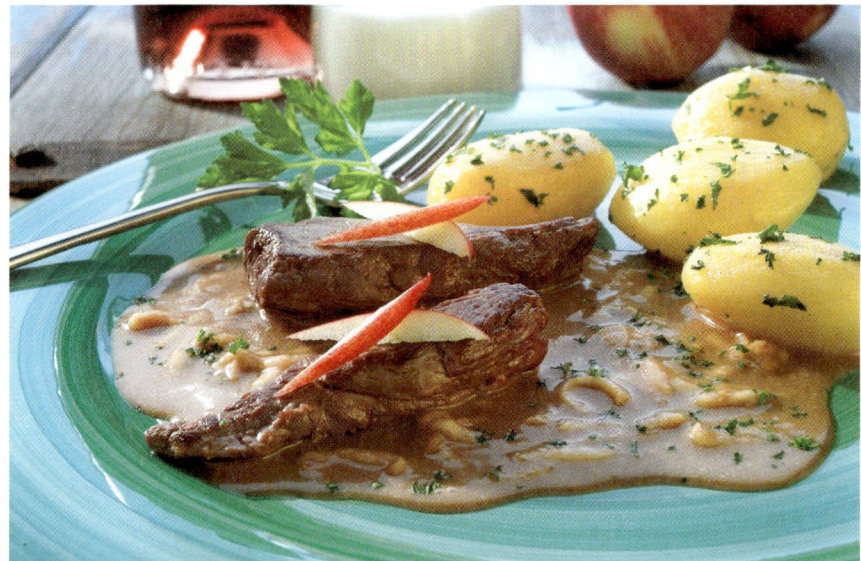

Die Hasenfilets bleiben kurz gebraten besonders zart und saftig.

Zunehmender Mond im Schützen ☽ ↗

Tintenfischsalat

Zutaten

500 g TK-Tintenfisch • Salz • 1 Knoblauchzehe • Saft von 1 Zitrone

1 TL Senf • Salz • Pfeffer • 4 EL Olivenöl • 2 Fleischtomaten

1 rote Zwiebel • 100 g grüne Oliven • 1/2 Bund Petersilie

Zubereitung

1 Den Tintenfisch auftauen lassen und in kochendem Salzwasser etwa 30 Minuten garen. Abgießen, abkühlen lassen und in Ringe schneiden. **2** Für die Marinade die Knoblauchzehe abziehen, durchpressen und mit Zitronensaft und Senf verrühren, salzen und pfeffern und dann das Olivenöl mit dem Schneebesen unterschlagen. **3** Die Tomaten anritzen, mit kochendem Wasser überbrühen, häuten und entkernen. Das Fruchtfleisch in breite Streifen schneiden. Die Zwiebel abziehen, fein würfeln und mit den Tomaten unter den Tintenfisch mischen. **4** Die Marinade unterheben und den Salat mit Oliven und gewaschener und gehackter Petersilie bestreut servieren.

Pro Portion ca. 250 kcal, 1035 kJ

Holundermus mit Schneenockerl

Zutaten für 6 Portionen

1 kg Holunderbeeren • 250 g Obst nach Wahl (Pflaumen, Birnen oder Äpfel) • 300 g Zucker • 2–3 Gewürznelken • 1 Stückchen Zimtrinde

1 Stück Zitronenschale • 1 EL Speisestärke • 125 g Sahne • 1 EL Rum

1 Prise Salz • 3 Eiweiße • 1 TL Zitronensaft

Ein Obst- oder Gemüsetag oder ein paar Fastentage sorgen dafür, dass Sie »auf die Schnelle« ein paar Pfunde loswerden.

Zubereitung

1 Holunderbeeren waschen und von den Stielen streifen. Das Obst putzen, waschen, schälen und entkernen. In kleine Stücke schneiden. **2** Etwa 250 Milliliter Wasser mit 250 Gramm Zucker und den Gewürzen aufkochen. Holunderbeeren und das Obst zugeben und so lange kochen, bis der Holunder fast weich ist. **3** Die Stärke mit der Sahne anrühren und damit das kochende Holundermus binden. Wenn es erkaltet ist, durch ein Sieb streichen und den Rum unterrühren. **4** Für die Schneenockerl reichlich Salzwasser zum Kochen bringen. Die Eiweiße mit 50 Gramm Zucker zu sehr steifem Eischnee schlagen, den Zitronensaft unterrühren. Aus der Masse mit 2 nassen Esslöffeln große Nockerl formen und in Salzwasser zugedeckt 2–3 Minuten sieden lassen. **5** Das Holundermus in tiefe Teller geben. Die Schneenockerl mit einem Schaumlöffel aus dem Wasser heben, kurz abtropfen lassen und auf das Holundermus setzen.

Pro Portion ca. 580 kcal, 2420 kJ

Vollmond im Schützen ○ ➷

Hirschrücken mit Reisäpfeln und Preiselbeersternen

Zutaten

1 kg ausgelöster Hirschrücken • Salz • Pfeffer • 1 EL Öl • 4 kleine Zwiebeln • 250 ml Rotwein • 125 ml Brühe (Instant) • 4 Wacholderbeeren • 1 Lorbeerblatt • 1 Zweig Thymian • 1 Stück Zimtstange 200 g Langkornreis • 1 TL Kurkuma • 4 mittelgroße, säuerliche Äpfel 1 TL gehackte Kräuter • 125 ml Apfelsaft • 3 Scheiben Honigkuchen 100 g Sahne • 4 TL Preiselbeeren (aus dem Glas)

Zubereitung

1 Den Backofen auf 180 °C (Umluft 160 °C, Gas Stufe 2–3) vorheizen. **2** Das Fleisch waschen, trockentupfen, kräftig mit Salz und Pfeffer würzen und in einem Bräter in heißem Öl scharf anbraten. **3** Zwiebeln abziehen, würfeln, zugeben und leicht bräunen lassen. Mit Rotwein und Brühe ablöschen. Wacholderbeeren, Lorbeerblatt, Thymian und Zimtstange dazugeben. Im Backofen etwa 30 Minuten garen. **4** In der Zwischenzeit den Reis in kochendem Salzwasser mit Kurkuma garen. Äpfel waschen, quer halbieren und Kerngehäuse herauslösen. Apfelhälften so aushöhlen, dass ein Rand stehen bleibt. Fruchtfleisch fein würfeln, unter den abgegossenen, gegarten Reis mischen und die Kräuter hinzufü-

Auf das Spicken bzw. Belegen des Hirschrückens mit Speck wird absichtlich verzichtet. Das spart überflüssiges Fett, denn der Braten trocknet in der Sauce kaum aus.

gen. Die Reismischung in die Apfelhälften füllen, in eine Auflaufform setzen, denApfelsaft angießen und im vorgeheizten Backofen 20 bis 25 Minuten garen.   **5** Fertigen Hirschbraten aus dem Ofen nehmen und warm stellen. Den Bratenfond durch ein Sieb passieren, 2 Scheiben Honigkuchen zerkleinern und hineingeben. Die Sauce aufkochen lassen, pürieren, mit Sahne verfeinern und pikant abschmecken.   **6** Aus dem restlichen Honigkuchen Sternchen ausstechen. Hirschbraten in Scheiben schneiden, mit gefüllten Reisäpfeln und Sauce auf Teller anrichten, mit Honigkuchensternen und Preiselbeeren dekoriert servieren.

Pro Portion ca. 740 kcal, 3100 kJ

Abnehmender Mond im Schützen ☾ ♐

Indische Linsenpfanne

Zutaten

2 Zwiebeln • 1 rote Paprikaschote • 1 Möhre • 2 EL Butterschmalz

100 g Linsen • 200 g Getreide-Reis-Mischung • 1 Bund Petersilie

150 g Pfirsiche (Konserve) • 40 g Rosinen • 1 EL Currypulver

Salz • Pfeffer

Wenn Sie es eilig haben, nehmen Sie statt der braunen Linsen die roten, denn die sind in nur 20 Minuten gar.

Zubereitung

1 Zwiebeln abziehen und achteln, die Paprikaschote halbieren, mit der Möhre putzen und waschen. Paprikahälften in Streifen schneiden, Möhre schälen und stifteln.   **2** Das Gemüse in erhitztem Butterschmalz anbraten. Linsen mit 350 Milliliter Wasser zugeben und 30 bis 40 Minuten garen.   **3** In der Zwischenzeit die Getreide-Reis-Mischung 20 bis 25 Minuten in kochendem Salzwasser garen.   **4** Die Petersilie waschen, trockentupfen, ein paar Blätter zur Dekoration beiseite legen und den Rest fein hacken. Die Pfirsiche abtropfen lassen, in Spalten schneiden, mit den Rosinen und gehackter Petersilie zu den gegarten Linsen geben und miterhitzen.   **5** Die Linsenpfanne mit Currypulver, Salz und Pfeffer abschmecken und nach Wunsch etwas binden. Mit der Getreide-Reis-Mischung anrichten und mit Petersilienblättchen garniert servieren.

Pro Portion ca. 380 kcal, 1580 kJ

Sojasprossensalat

Zutaten

250 g Sojasprossen • 1 rote Zwiebel • 1 Birne • 1 Bund Schnittlauch
150 g geräucherte Putenbrust • 2 EL Weißweinessig • 2 EL Sherry
4 EL Nussöl • Salz • Pfeffer • 1 EL Sesamsamen

Zubereitung

1 Die Sprossen in kochendem Wasser blanchieren und gut abtropfen lassen. **2** Die Zwiebel abziehen und fein würfeln. Die Birne schälen, entkernen und in feine Scheiben schneiden. Den Schnittlauch waschen, trockenschwenken und in Röllchen schneiden. **3** Die Putenbrust vom Fettrand befreien und fein würfeln. **4** Aus Essig, Sherry und Öl eine Marinade herstellen, mit Salz und Pfeffer abschmecken. Sojasprossen, Zwiebelwürfel, Birnenscheiben, Schnittlauch und Putenbrustwürfeln mischen, die Marinade darüber geben. **5** In der Zwischenzeit die Sesamsamen in einer Pfanne ohne Fett etwas anrösten und kurz vor dem Servieren über den Salat streuen.

Pro Portion ca. 220 kcal, 910 kJ

Frische Sprossen, egal ob gekauft oder selbst gezogen, sollten nicht roh verzehrt werden. Für Salat und Rohkost die Sprossen waschen und kurz in kochendem Wasser blanchieren.

Eine gelungene, satt machende Salatkreation mit knackigen Sojasprossen.

75

Der Mond im Steinbock

An Steinbocktagen sollten Sie vor allem grüne und/oder salzhaltige Nahrungsmittel servieren – außerdem empfehlen sich alle Gerichte, die ohne viel Aufwand herzustellen sind. Beispiele für an Steinbocktagen besonders geeignete Lebensmittel finden Sie links in der Marginalspalte.

Neumond im Steinbock ● ✈

Selleriesuppe Italia

Zutaten

500 g Staudensellerie • 1 Zwiebel • 50 g durchwachsener Speck

2 EL Olivenöl • 2 EL Tomatenmark • 1 l Fleischbrühe (Instant)

Salz • Pfeffer • 120 g Reis • 4 EL geriebener Parmesan

Lebensmittel an Steinbocktagen
● **Obst/Gemüse**
Kartoffel
Kohlrübe
Meerrettich
Pastinake
Radieschen
Rettich
Sellerie
Steckrübe

● **Gewürze/Samen**
Erdnuss
Kapern

Zubereitung

1 Den Sellerie putzen, waschen und in etwa 1 Zentimeter dicke Scheiben schneiden. Die Zwiebel abziehen und würfeln, Speck ebenfalls würfeln. **2** In einem Suppentopf das Olivenöl erhitzen und die Zwiebel- und Speckwürfel darin anbraten. Dann das Tomatenmark unterrühren und den Sellerie zugeben und 5 Minuten braten. **3** Die Fleischbrühe zugießen und die Suppe 15 Minuten kochen lassen. **4** Mit Salz und Pfeffer abschmecken und den Reis einstreuen. Weitere 20 Minuten kochen, bis der Reis gar ist. Vor dem Servieren mit geriebenem Parmesan bestreuen.

Pro Portion ca. 350 kcal, 1470 kJ

Spanische Gemüsezwiebeln

Zutaten

250 g Langkornreis • Salz • 4 Gemüsezwiebeln • 400 g mageres Schweinefleisch • 3 EL Olivenöl • 1 rote und 1 grüne Paprikaschote 1 Fleischtomate • 10 grüne Oliven • 10 schwarze Oliven • Pfeffer Paprikapulver • 125 ml Fleischbrühe (Instant) • Kresse

Zubereitung

1 Backofen auf 180 °C (Umluft 160 °C, Gas Stufe 2–3) vorheizen. Den Reis in kochendem Salzwasser etwa 20 Minuten garen, abgießen. **2** Inzwischen die Zwiebeln abziehen, Deckel abschneiden und die Zwiebeln so aushöhlen, dass 2 bis 3 Häute stehen bleiben. Ausgehöhltes Zwiebelinneres klein schneiden. Fleisch würfeln und mit Zwiebeln in erhitztem Öl anbraten. **3** Paprikaschote halbieren und entkernen. Mit der Tomate waschen, Paprikaschote in Streifen, Tomate in Würfel schneiden und mit den Oliven in die Pfanne geben. Gegarten Reis unterheben, würzen und 5 Minuten schmoren. **4** Mischung in die ausgehöhlten Zwiebeln füllen. Rest in eine Auflaufform geben und die Zwiebeln darauf setzen. Die Brühe angießen und die Zwiebeln im Backofen etwa 30 Minuten garen. **5** Mit Kresse bestreut servieren.

Pro Portion ca. 560 kcal, 2330 kJ

Die großen Gemüsezwiebeln sind viel milder im Geschmack als ihre etwas kleineren, als Haushaltszwiebeln bekannten Schwestern. Beide bekommen beim Garen eine leicht süßliche Note.

Zunehmender Mond im Steinbock 🌒

Scharfer Rettich-Reis-Salat

Zutaten

125 g Schnellkoch-Reis • Salz • 1 Rettich (ca. 250 g) • 1 Bund Radieschen • 200 g Fleischwurst • 3 EL Zitronenessig • 6 EL Speiseöl 1 EL körniger Senf • 2 EL geriebener Meerrettich (aus dem Glas) Pfeffer • 1 Bund Schnittlauch • 1 EL Kürbiskerne

Zubereitung

1 Reis etwa 10 Minuten in kochendem Salzwasser garen, abgießen und auskühlen lassen. **2** Inzwischen den Rettich und die Radieschen putzen und waschen, den Rettich schälen. Beides in Scheiben schneiden. Die Fleischwurst pellen, der Länge nach vierteln und würfeln. **3** Für das Dressing Essig, Öl, Senf und Meerrettich verrühren, mit Salz und Pfeffer abschmecken. Dressing mit Reis, Gemüse und Wurst vermischen. **4** Schnittlauch waschen, in Röllchen schneiden, mit den Kürbiskernen über den Salat streuen, und etwa 30 Minuten ziehen lassen.

Pro Portion ca. 430 kcal, 1810 kJ

Ein echter Hingucker: in Scheiben geschnittener gefüllter Blumenkohl auf Tomatenbett.

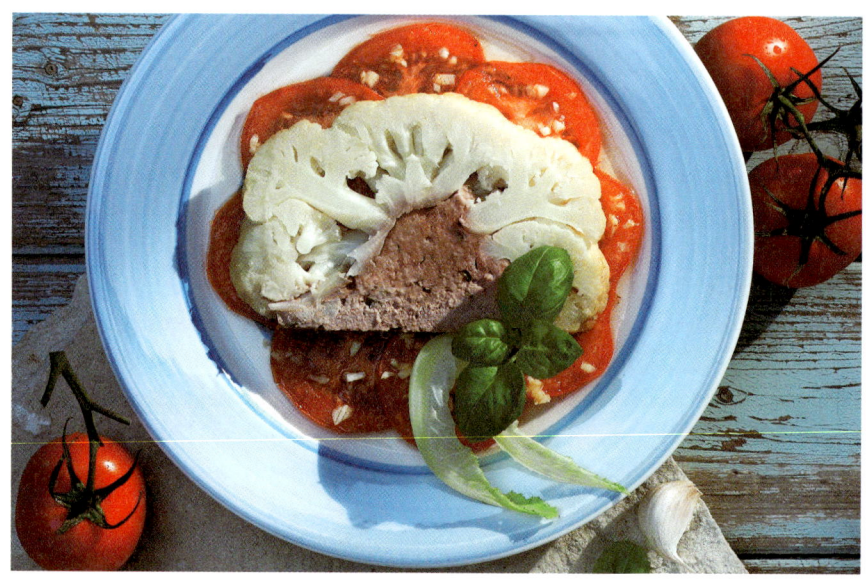

Gefüllter Blumenkohl

Zutaten

1 großer Blumenkohl • 1 Bund glatte Petersilie • 300 g Tatar
Pfeffer • Salz • 1 Ei • 750 g Tomaten • 2 Knoblauchzehen

Den Schnellkochtopf sollten Sie häufig zur Hand nehmen, den in ihm können Sie Gemüse, und vor allem auch Kartoffeln, zeit- und vitaminsparend zubereiten.

Zubereitung

1 Den Backofen auf 200 °C (Umluft 180 °C, Gas Stufe 3–4) vorheizen.
2 Den Blumenkohl putzen, waschen und im Schnellkochtopf 2 bis 4 Minuten vorgaren.   **3** Die Petersilie waschen, trockenschütteln und fein hacken. Das Tatarfleisch kräftig würzen. Das Ei unterrühren, ebenso die Petersilie. Den Blumenkohl von unten mit dem Fleischteig füllen.
4 Die Tomaten waschen und achteln. Den Knoblauch abziehen und durchpressen.   **5** Tomaten und Knoblauch in eine Auflaufform geben, salzen, pfeffern. Den Blumenkohl darauf setzen und zugedeckt im Backofen 30 bis 40 Minuten garen.

Pro Portion ca. 200 kcal, 845 kJ

Vollmond im Steinbock ○ 🐐

Sellerie-Paprika-Cocktail

Zutaten für 2 Portionen

100 g Staudensellerie • 1 rote Paprikaschote • Saft von 1 Zitrone

500 ml fettarme Milch • 2 TL Chilisauce • Salz

Zubereitung

Sellerie und Paprikaschote putzen und waschen. Etwas Selleriegrün beiseite legen. Alle Zutaten im Mixer pürieren und mit den Gewürzen abschmecken. In hohe Gläser füllen und mit Selleriegrün dekorieren.

Pro Portion ca. 200 kcal, 825 kJ

Gefüllte Pfannkuchen

Zutaten

500 g Vollkornmehl • 4 Eier • etwa 250 ml Mineralwasser • etwa

250 ml fettarme Milch • 2 EL Butter • 1 Prise Salz • 1 kg Blattspinat

2 Zwiebeln • 4 Eiertomaten • 1 Büffelmozzarella (150 g) • 1 TL Öl

Zubereitung

1 Den Backofen auf 200 °C (Umluft 180 °C, Gas Stufe 3–4) vorheizen.
2 Aus Mehl, Eiern, Wasser und Milch einen dickflüssigen Pfannkuchenteig anrühren.   **3** Aus dem Teig in wenig heißer Butter Pfannkuchen ausbacken.   **4** Den Spinat verlesen, waschen, in Salzwasser blanchieren und gut abtropfen lassen. Die Zwiebel schälen und fein würfeln. Die Tomaten waschen, den Stielansätze herausschneiden und die Tomaten und den Mozarella in kleine Würfel schneiden. Die Zwiebelwürfel in einem Topf glasig dünsten, die Tomatenwürfel zugeben und erhitzen. Den Spinat zugeben, ebenso die Hälfte des Mozzarellas.   **5** Den Spinat in die Pfannkuchen rollen und diese dicht an dicht in eine mit Öl ausgestrichene Auflaufform legen. Den restlichen Mozzarella über die Pfannkuchen streuen und im Backofen etwa 15 Minuten garen.

Pro Portion ca. 700 kcal, 2950 kJ

Optisch reizvoll ist es, wenn Sie die Pfannkuchen schräg halbieren und so in die Auflaufform einschichten, dass die Schnittflächen etwas nach oben zeigen.

79

Abnehmender Mond im Steinbock ☾ 🐏

Bier-Eier-Punsch

Zutaten für 1 Portion
2 sehr frische Eigelbe • 250 ml helles Bier • 5 cl Arrak • 2 EL Zucker
1 Prise Zimtpulver

Zubereitung
Die Eigelbe mit einem Schuss Bier und dem Arrak schaumig rühren. Zucker, Zimt und das restliche Bier zum Sieden bringen (nicht kochen!), gut mit der Eimischung verquirlen und warm servieren.

Tipp Schmeckt am besten in der kalten Jahreszeit und wenn sich eine Erkältung ankündigt.

Pro Portion ca. 470 kcal, 1970 kJ

Gebratener Lachs in würziger Ingwermarinade

Zutaten

Mit der würzigen Ingwermarinade können Sie auch andere Fische zubereiten. Gut eignen sich feste, weißfleischige Fische wie Seeteufel und Wolfsbarsch.

1 Stück Ingwerwurzel • 1 Knoblauchzehe • 1/2 Bund Koriandergrün
1 rote Chilischote • 6 Sternanis • 2 EL Sojasauce • 4 EL Wermutwein
500 g Lachsfilet • 1 Prise gemahlener Sternanis • 1 EL Öl

Zubereitung

1 Den Ingwer und die Knoblauchzehe schälen und in feine Scheiben schneiden. Den Koriander waschen, trockenschwenken und fein hacken. Die Chilischote waschen, entkernen und in Streifen schneiden, den Sternanis grob zerstoßen.   **2** Diese Zutaten mit Sojasauce und Wermut in einer flachen Schüssel zu einer Marinade verrühren.   **3** Das Lachsfilet waschen, trockentupfen und in die Marinade legen, es sollte ganz bedeckt sein. Mindestens 2 Stunden kalt stellen.   **4** Den Fisch herausnehmen, mit Küchenpapier trockentupfen und mit dem gemahlenen Sternanis bestäuben. In einer gusseisernen Grillpfanne das Öl erhitzen und den Lachs von beiden Seiten etwa 6 Minuten braten.

Pro Portion 215 kcal, 890 kJ

Überbackene Zwiebelsuppe

Zutaten

3 Gemüsezwiebeln • 4 EL Butter • 1 EL Mehl • Salz • Pfeffer
2 Scheiben Weißbrot • 125 ml Weißwein • 50 g geriebener Greyerzer

Zubereitung

1 Die Zwiebeln abziehen, in dünne Ringe schneiden und in der Hälfte der Butter goldgelb anbraten. **2** Das Mehl über die Zwiebeln streuen, etwas anbräunen lassen und nach und nach 750 Milliliter Wasser zugeben. Salzen und pfeffern und die Suppe 30 Minuten bei mittlerer Hitze kochen lassen. **3** Die Brotscheiben halbieren und in der restlichen Butter auf beiden Seiten goldbraun rösten. **4** Den Backofen auf starke Oberhitze stellen (oder den Grill einschalten). **5** Den Weißwein in die Suppe einrühren, dann die Suppe in feuerfeste Suppentassen gießen. Die Brotscheiben darauf legen und mit dem Käse bestreuen. Im Backofen auf der obersten Einschubleiste 5 bis 10 Minuten überbacken, bis der Käse goldbraun ist.

Pro Portion ca. 255 kcal, 1065 kJ

Die Zwiebelsuppe ist eine berühmte Spezialität vieler Pariser Bistros. Das Original wird mit Fleischbrühe und einem Schuss Cognac zubereitet.

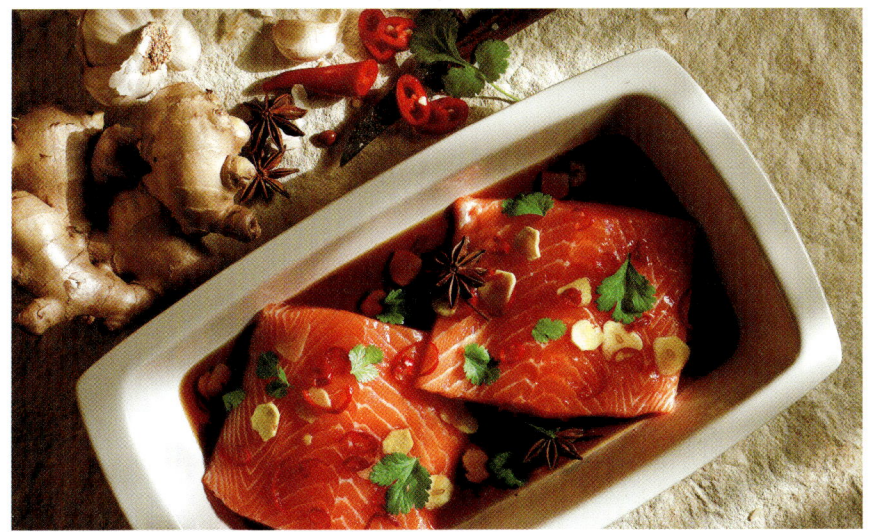

Die würzige, fernöstliche Marinade steht dem Lachs wirklich ausgezeichnet.

Der Mond im Wassermann

An Wassermanntagen sollten Sie vor allem fett- und ölhaltige Speisen auf den Tisch bringen bzw. solche Gerichte, die mit Fett oder Öl zubereitet werden. Außerdem verträgt der Körper jetzt alle extravaganten und exotischen Genüsse besonders gut. Beispiele für an Wassermanntagen besonders geeignete Lebensmittel finden Sie links in der Marginalspalte.

Lebensmittel an Wassermanntagen:
- **Obst/Gemüse**
  Artischocke
  Avocado
  Brokkoli
  Olive

- **Fleisch/Fisch**
  Aal
  Lachs
  Thunfisch

- **Gewürze/Samen**
  Kokos
  Mandel

- **Sonstiges**
  Kaffee
  Kokosmilch
  Olivenöl

Neumond im Wassermann ● ⚓

Joghurt-Kokos-Drink

Zutaten

8 cl Kokoslikör • 2 EL Kokosflocken • 200 g fettarmer Joghurt
200 ml Ananassaft • 8 cl weißer Rum • 4 Eiweiße • Eiswürfel

Zubereitung

4 Gläser mit dem Rand in Kokoslikör, dann in die Kokosflocken tauchen. Übrigen Kokoslikör und alle restlichen Zutaten im Mixer gut verquirlen und in die Gläser mit Kokosrand füllen.

Pro Portion ca. 180 kcal, 750 kJ

Entenkeulen mit Pflaumen-Lychee-Sauce

Zutaten

4 Entenkeulen • Salz • Pfeffer • 1 EL Speiseöl • 200 ml Pflaumenwein
300 ml Brühe (Instant) • 250 g gemischter Reis (Langkorn-, Wild- und Thai-Reis) • 1 Bund Frühlingszwiebel • 100 g getrocknete Pflaumen
100 g Lychees (Konserve) • Speisestärke

Zubereitung

1 Den Backofen auf 180 °C (Umluft 160 °C, Gas Stufe 2–3) vorheizen.
2 Die Entenkeulen waschen, trockentupfen, mit Salz und Pfeffer wür-

82

zen. Öl in einem Bräter erhitzten und die Entenkeulen darin rundherum anbraten. Pflaumenwein und die Hälfte der Brühe angießen und im Backofen etwa 50 Minuten schmoren. **3** Inzwischen die Reismischung etwa 20 Minuten in kochendem Salzwasser garen. Die Frühlingszwiebeln putzen, waschen, in mundgerechte Stücke schneiden und etwa 5 Minuten in Salzwasser garen. **4** Entenkeulen herausnehmen und warm stellen. Bratenfond in einen Topf gießen, entfetten, restliche Brühe zugeben und mit etwas Pflaumenwein abschmecken. **5** Pflaumen würfeln, Lychees abtropfen lassen, beides in der Sauce erhitzen. Abschmecken und nach Wunsch mit etwas Speisestärke binden. Reis mit den Entenkeulen, der Sauce und den Frühlingszwiebeln auf Tellern anrichten.

Pro Portion ca. 650 kcal, 2720 kJ

Zunehmender Mond im Wassermann ☽ 🦌

Avocado-Mixdrink

Zutaten
1/2 Avocado • 1 Apfel • 3 Stückchen eingelegter Ingwer
500 ml Orangensaft • 500 ml Birnensaft • TL Zitronensaft

Zubereitung
Avocado und Apfel schälen, entkernen und etwas klein schneiden. Mit den restlichen Zutaten im Mixer verquirlen und in vier Gläser füllen. Gut gekühlt servieren.

Pro Portion ca. 195 kcal, 810 kJ

Angeschnittene oder geschälte Avocados immer sofort mit Zitronensaft beträufeln, sie verfärben sich sonst sehr schnell braun.

Rotkohl-Maronen-Salat mit Kartoffeldressing

Zutaten
400 g Kartoffeln • 300 g Maronen • 1 kleiner Kopf Rotkohl
(etwa 750 g) • 2 Äpfel • Saft von 1/2 Zitrone • 1 Bund Brunnenkresse
125 ml Fleischbrühe (Instant) • 4 EL Rapsöl • 2–3 EL Weißweinessig
Salz • Pfeffer • 1 Prise Zucker

Besonders gut schmecken die Maronen natürlich, wenn sie vorher im Backofen geröstet werden. Die Maronen dazu kreuzweise einschneiden und auf dem Backblech im vorgeheizten Backofen bei 220 °C (Umluft 200 °C, Gas Stufe 4–5) etwa 35 Minuten backen, dabei einmal wenden.

Zubereitung

1 Die Kartoffeln waschen, 20 Minuten garen und pellen. Zwei Drittel davon stampfen, das restliche Drittel klein würfeln. Die Maronen kreuzweise einritzen und ebenfalls 20 Minuten in kochendem Wasser garen. Abgießen und aus den Schalen lösen. **2** Den Rotkohl putzen, waschen und vierteln. Den Strunk herausschneiden und die Viertel fein hobeln. **3** Die Äpfel waschen, halbieren, entkernen und in dünne Spalten schneiden, mit Zitronensaft beträufeln. Kresse putzen, waschen und trockenschwenken. **4** Für das Kartoffeldressing die gestampften Kartoffeln mit Brühe, Öl, Essig, Salz, Pfeffer und Zucker verrühren. **5** Rotkohl, Äpfel, Kresse, Maronen und Kartoffelwürfel auf Tellern anrichten, mit dem Dressing überziehen.

Pro Portion ca. 380 kcal, 1600 kJ

Vollmond im Wassermann ○ ⚓

Eiskaffee Hawaii

Zutaten

500 ml starker, kalter Kaffee • 500 ml Ananassaft
4 EL Cappuccino-Eis • frische Minzeblätter

Zubereitung

Kaffee, Ananassaft und Cappucino-Eis in den Mixer geben und cremig aufschlagen. Den Eiskaffee in Gläser füllen und mit den gewaschenen Minzeblättchen garniert servieren. Dazu sollten Sie langstielige Löffel und Strohhalme reichen.

Pro Portion ca. 110 kcal, 450 kJ

Artischocken mit Vinaigrette

Zutaten

8 junge Artischocken • 1 Zitrone • Salz • 1 TL Senf • 2 EL Essig
Pfeffer • 4 EL Öl • 1 hart gekochtes Ei • 1 kleine Zwiebel
1/2 Bund Petersilie

Zubereitung

1 Die Artischocken waschen, die Stiele abschneiden und die Blattspitzen um etwa ein Drittel stutzen. **2** Die Zitrone waschen, trockenreiben und halbieren. Eine Hälfte auspressen, die andere in Scheiben schneiden. **3** Die Schnittflächen der Artischocken mit Zitronensaft beträufeln. **4** Reichlich Salzwasser mit den Zitronenscheiben aufkochen und die Artischocken etwa 30 Minuten darin weich kochen (Artischocken sind gar, wenn sich die unteren Blätter leicht lösen lassen). **5** In der Zwischenzeit für die Vinaigrette Senf mit Essig, Öl, Salz und Pfeffer mit dem Schneebesen aufschlagen. Das Ei pellen, die Zwiebel abziehen und die Petersilie waschen. Alles fein hacken und unter die Sauce rühren. **6** Die Artischocken aus dem Wasser heben und gut abtropfen lassen. Die Vinaigrette in kleinen Schälchen zu den Artischocken reichen.

Tipp Bei Tisch zupft man die Artischocken mit der Hand Blatt für Blatt, unten beginnend, aus. Das untere fleischige Blattende wird in Sauce getaucht und dann ausgesaugt. Das auf dem Boden sitzende »Heu« wird entfernt, der Artischockenboden kann dann mit Messer und Gabel und etwas Sauce gegessen werden.

Pro Portion ca. 210 kcal, 875 kJ

Zu den Artischocken passen auch andere Saucen, zum Beispiel eine selbst gemachte Knoblauchmayonnaise oder ein Kräuterdip auf Crème-fraîche-Basis

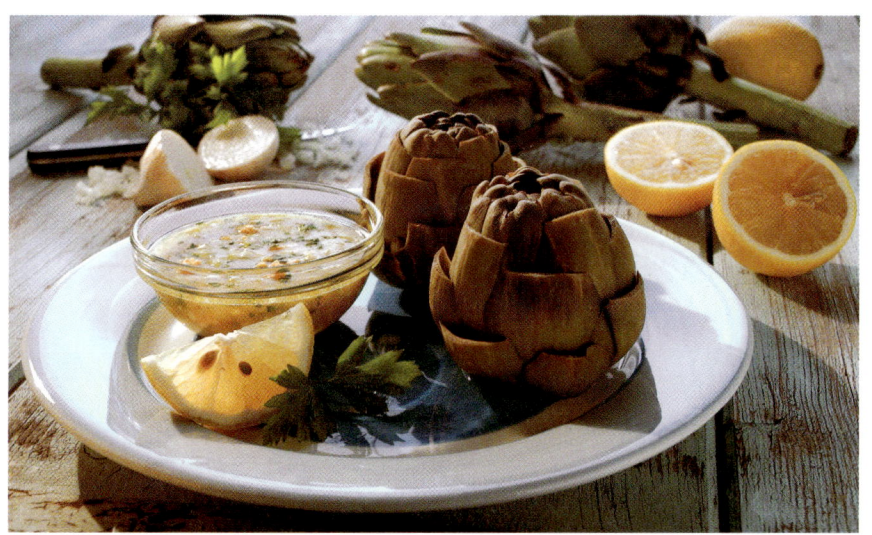

Finger Food der ersten Stunde: Artischocken mit einer würzigen Essig-Öl-Marinade zum Dippen.

85

Abnehmender Mond im Wassermann ☾ 🐌

Brokkoli mit Frischkäsesauce

Zutaten

*600 g Kartoffeln • 1,2 kg Brokkoli • Meersalz • 200 g Frischkäse
100 ml fettarme Milch • Muskatnuss • Zitronensaft • 125 g magerer,
gekochter Schinken*

Frischkäse gibt es in
unterschiedlichen
Fettstufen. Greifen
Sie häufiger bei den
fettärmeren Sorten
zu. Für diese Sauce
können Sie auch
eine Frischkäsezube-
reitung, z. B. mit
Kräutern oder Meer-
rettich verwenden.

Zubereitung

1 Die Kartoffeln waschen, schälen, halbieren und als Salzkartoffeln zubereiten.   **2** Den Brokkoli putzen, waschen, in Röschen teilen und separat in Salzwasser gar kochen   **3** Den Frischkäse mit der Milch in einem kleinen Topf cremig rühren und erhitzen. Mit Muskatnuss und Zitronensaft abschmecken. Den Schinken in dünne Streifen schneiden, zur Sauce geben und kurz darin ziehen lassen.   **4** Den Brokkoli abgießen, abtropfen lassen und mit der Sauce begießen.   **5** Die abgegossenen Kartoffeln durch eine Kartoffelpresse drücken und zum Brokkoli servieren.

Pro Portion ca. 400 kcal, 1690 kJ

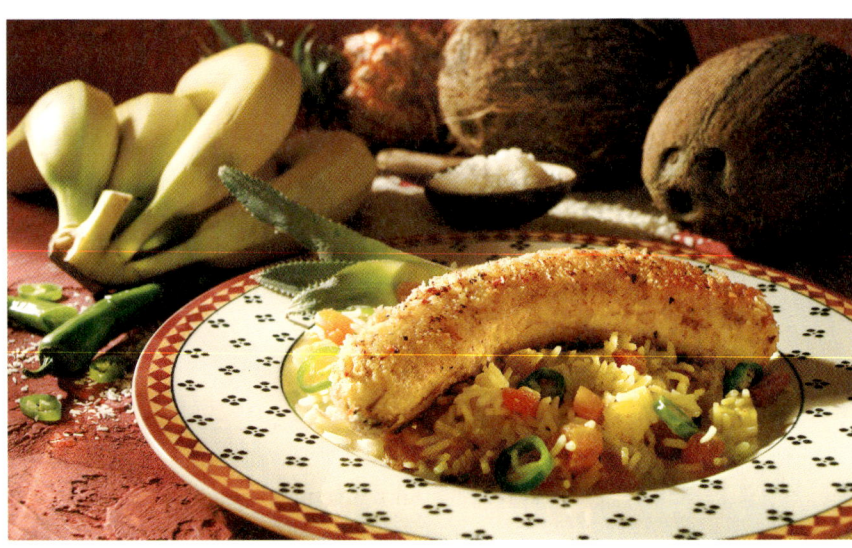

*Die in Kokos »panier-
ten« Bananen auf
Fruchtreis schmecken
als kleines süßes
Hauptgericht und
zum Dessert.*

Gebratene Kokos-Banane

Zutaten

*250 g Basmati-Reis • Salz • 4 reife Bananen • 2 Eier • 6 EL Kokos-
flocken • 1 grüne Chilischote • 2 Scheiben frische Ananas • 6 getrocknete Aprikosen • 1 EL Speiseöl • 3 EL Butter • 1 TL Currypulver
Salz • Cayennepfeffer*

**Mit Bananen tun Sie
sich etwas Gutes:
Sie enthalten in
größeren Mengen
Kalium, B-Vitamine,
Vitamin A und den
»Glücklichmacher«
Serotonin.**

Zubereitung

1 Reis nach Packungsanweisung in Salzwasser garen. **2** Inzwischen
die Bananen schälen. Die Eier aufschlagen und verquirlen, die Kokosflocken in einen Suppenteller geben. Die Bananen erst in Ei, dann in den
Kokosflocken wenden, das Ganze wiederholen. **3** Die Chilischote halbieren, entkernen, waschen und mit der Ananas und den Aprikosen in
feine Streifen schneiden und in erhitztem Öl anbraten. **4** Die Bananen
in zerlassener Butter rundherum goldgelb braten. Den gut abgetropften
Reis zu dem zerkleinerten Obst und der Chilischote geben, mit
Currypulver, Salz und Cayennepfeffer abschmecken und bei geringer
Hitze etwa 5 Minuten durchziehen lassen. **5** Gebratene Bananen auf
Teller geben und den Fruchtreis dazu anrichten.

Pro Portion ca. 550 kcal, 2300 kJ

Karibik-Drink

Zutaten für 2 Portionen

*4 cl Limettensaft (oder Zitronensaft) • 6 cl weißer Rum • 6 cl Cream of
Coconut (gibt es im Supermarkt in der Dose) • 4 cl Curaçao Blue
gecrashtes Eis • frische Mangoschnitze und Minze zum Dekorieren*

Zubereitung

Alle Zutaten – ohne Eis – gut im Cocktailshaker vermischen. Zwei hohe
Gläser etwa zur Hälfte mit gecrashtem Eis füllen und den Cocktail darüber verteilen. Mit Mangoschnitzen und Minzblättchen servieren.

Pro Portion ca. 210 kcal, 880 kJ

Der Mond in den Fischen

An Fischetagen sollten Sie vor allem kohlenhydratreiche und/oder stark wasserhaltige Lebensmittel auf den Tisch bringen, außerdem empfehlen sich Pilze. Beispiele für an Fischetagen besonders geeignete Lebensmittel finden Sie links und rechts in der Marginalspalte.

Neumond in den Fischen ● 🐟

Austernpilze auf Gnocchi mit Mozzarella

Lebensmittel an Fischetagen:
● **Obst/Gemüse**
Banane
Austernpilz
Champignon
Eisbergsalat
Feldsalat
Kohl
Mangold
Morchel
Reis

● **Fleisch/Fisch**
Alge
Hering

Zutaten

800 g Kartoffeln • Salz • 300 g Mehl • 1 Ei • 1 Zwiebel • 1 Knoblauchzehe • 300 g Austernpilze • 20 g Butter • Pfeffer • 125 g Sahne 8 Cocktailtomaten • 250 g Mozzarella • 1/2 Bund Basilikum

Zubereitung

1 Kartoffeln schälen, wie Salzkartoffeln zubereiten, abgießen und noch heiß durch die Kartoffelpresse drücken. **2** Kartoffelmasse auf einer Arbeitsfläche verteilen und das Mehl, das Ei, Salz und den Pfeffer darauf geben. Alles zu einem weichen, aber formbaren Teig kneten und etwa 1 Stunde an einem kühlen Ort ruhen lassen. Sollte der Teig zu weich sein, noch etwas Mehl unterkneten. **3** In der Zwischenzeit den Backofen auf 200 °C (Umluft 180 °C, Gas Stufe 3–4) vorheizen. **4** Die Zwiebel und die Knoblauchzehe abziehen und fein würfeln. Die Pilze putzen und in Streifen schneiden. Die Butter erhitzen, Zwiebeln und Knoblauch darin anbraten. Pilze zugeben, mit Salz und Pfeffer würzen und die Sahne dazugießen. Einmal aufkochen lassen, dann beiseite stellen. **5** Aus dem Kartoffelteig eine daumendicke Rolle formen und davon etwa 3 Zentimeter lange Stücke abschneiden, diese rundlich formen und quer mit den Zinken einer Gabel eindrücken. Die Gnocchi etwa 7 Minuten in kochendem Salzwasser ziehen lassen, abschöpfen und gut abtropfen lassen. **6** Die Gnocchi in eine Auflaufform füllen und die Pilz-Zwiebel-Mischung darüber geben. Die Cocktailtomaten waschen, halbieren und mit dem in Scheiben geschnittenen Mozzarella über den Gnocchi verteilen. Im Backofen etwa 20 Minuten überbacken und sofort mit gewaschenen und fein gehackten Basilikumblättchen bestreut servieren. Das Kartoffel-Pilz-Gericht kommt auch bei Ihren Gästen gewiss gut an.

Pro Portion ca. 720 kcal, 3010 kJ

Zunehmender Mond in den Fischen ☽

Muschelsuppe

Zutaten

2 kg Venusmuscheln • 1 TL Olivenöl • 1 Zwiebel • 4 Knoblauchzehen
375 ml trockener Weißwein • 5 Stangen Staudensellerie • 200 g Möhren
1 EL Kurkuma • Pfeffer • Salz • Saft von 1 Zitrone

Zubereitung

1 Die Muscheln unter fließendem Wasser gründlich waschen und bürsten und offene Muscheln wegwerfen. **2** Die Zwiebel und den Knoblauch abziehen und in feine Scheiben schneiden. Das Öl in einem großen Topf erhitzen und die Zwiebel darin glasig dünsten, den Knoblauch zuletzt zugeben. **3** Die Muscheln mit in den Topf geben und mit dem Wein aufgießen. Zugedeckt 6 bis 8 Minuten kochen lassen. **4** In der Zwischenzeit den Sellerie und die Möhren putzen und waschen, die Möhren schälen und beides in feine Scheiben schneiden. Beiseite stellen. **5** Die Muscheln mit einem Schaumlöffel herausnehmen und aus den Schalen lösen. Die geschlossenen Muscheln wegwerfen. Den Sud durch ein Haarsieb in einen kleineren Topf gießen. Mit Pfeffer, Kurkuma und Salz abschmecken. **6** Das vorbereitete Gemüse in den Muschelsud geben, 5 Minuten bei geschlossenem Topf kochen lassen. Die Muscheln zugeben, kräftig mit Zitronensaft abschmecken und nochmals erwärmen. Dazu frisches Vollkornbaguette servieren.

Tipp Für die Muschelsuppe können auch die schwarzen Miesmuscheln verwendet werden.

Pro Portion ca. 375 kcal, 1570 kJ

Lebensmittel an Fischetagen:
● **Gewürze/Samen**
Beifuß
Hefe
Hirse

● **Sonstiges**
Brandy
Champagner
Gemüsesäfte
Grüner Tee
Honigwein
Reiswein
Weißwein

Hirsesalat

Zutaten

200 g Hirse • 800 ml Gemüsebrühe (Instant) • 2 Zwiebeln • 2 Knob-lauchzehen • 200 g TK-Erbsen • 200 g Cocktailtomaten • 3 EL Rot-weinessig 1 TL Akazienhonig • 1 Msp. geriebener Meerrettich • Pfeffer Salz etwas abgeriebene Schale einer unbehandelten Zitrone • 1 Bund glatte • Petersilie • 200 g Mais aus der Dose • einige Blätter Kopfsalat

Zubereitung

1 Die Hirse in der Gemüsebrühe einmal aufkochen lassen und bei abge-schalteter Herdplatte 20 Minuten ausquellen lassen. 2 In der Zwi-schenzeit die Zwiebel schälen und in Ringe schneiden. Den Knoblauch schälen und in feine Scheiben schneiden. Eine beschichtete Pfanne erhit-zen, die Zwiebel und den Knoblauch darin glasig werden lassen. Die Erbsen zugeben und nach Packungsaufschrift garen. 3 Die Cocktailto-maten waschen, halbieren und die Stielansätze herausschneiden. 4 Den Essig mit dem Honig, Meerrettich, Pfeffer, Salz und Zitronen-schale verrühren. Die Petersilie waschen, trockenschütteln, hacken und ins Dressing rühren. 5 Das Dressing mit der Hirse, Tomaten, Erbsen und abgetropftem Mais vermischen, abschmecken. Eine Stunde ziehen lassen und auf gewaschenen Kopfsalatblättern angerichtet servieren.

Diesen Salat können Sie auch mit der gleichen Menge Bul-gur oder mit Cous-cous zubereiten.

Pro Portion ca. 300 kcal, 1250 kJ

Vollmond in den Fischen ○   🐟

Reiswein-Ananas-Cocktail

Zutaten für 1 Portion

12 cl japanischer Reiswein • 2 cl Gin • 6 cl Ananassaft • gecrashtes Eis

Zubereitung

Alle Zutaten im Shaker mischen und auf viel gecrashtem Eis in einem hohen Glas servieren.

Pro Portion ca. 165 kcal, 690 kJ

Champignonsalat

Zutaten

1 Radicchio • 250 g Champignons • 2 EL Zitronensaft • 2 Tomaten
1/2 Salatgurke • 2 Stangen Staudensellerie • 1/2 Avocado • 1 grüne
Paprikaschote • 1 Zwiebel • 2 EL Aceto Balsamico • Pfeffer • 3 EL fett-
armer Joghurt

Zubereitung

1 Vom Radicchio den Strunk ausschneiden, die Blätter waschen und gut abtropfen lassen. **2** Die Champignons putzen, kurz überbrausen und zum Beispiel mit einem Eierschneider in gleichmäßge Scheiben schneiden. Sofort mit Zitronensaft beträufeln, damit sie weiß bleiben. **3** Die Tomaten waschen und die Stielansätze herausschneiden. Tomaten in schmale Spalten schneiden. Die Gurke gründlich waschen oder schälen und in möglichst kleine Würfel schneiden. **4** Für die Sauce den Sellerie putzen und waschen, die Avocado schälen und entkernen. Die Paprikaschote waschen und entkernen, die Zwiebel abziehen. Das Gemüse grob zerkleinern und mit dem Joghurt nach und nach in den Mixer geben und so lange pürieren, bis eine gleichmäßig sämige Sauce entsteht. **5** Die Salatzutaten in einer Schüssel anrichten, mit der Sauce begießen und sofort servieren.

Tipp Dieser Salat eignet sich auch sehr gut für ein sommerliches Picknick und für ein kaltes Büffet.

Pro Portion ca. 125 kcal, 530 kJ

Ein Salatdressing aus püriertem Gemüse und Joghurt ist auch ein feiner Dip zu Pellkartoffeln, Kartoffelpuffern oder zu Rohkost.

Abnehmender Mond in den Fischen

Bunte Salatschüssel

Zutaten

1 Kopfsalat • 1 Schächtelchen Kresse • 2 Eiertomaten • 1/2 Salat-
gurke • 100 g Sojasprossen (Konserve) • 2 EL ungesüßter Apfel-
saft • 5 EL Apfelessig • 2 EL Rapsöl • 1 TL mittelscharfer Senf
1 EL Akazienhonig • Pfeffer • Salz

Zubereitung

1 Den Kopfsalat putzen, waschen und in mundgerechte Stücke reißen. Die Kresse mit einer Schere abschneiden, waschen und gut abtropfen lassen. **2** Die Tomaten waschen, die Stielansätze herausschneiden und die Tomaten in Scheiben schneiden. Die Gurke waschen, schälen, der Länge nach halbieren und in Scheiben schneiden. **3** Die Sprossen mit kaltem Wasser überbrausen und in einem Sieb abtropfen lassen. **4** Für die Salatsauce den Apfelsaft, den Essig, das Öl, den Senf, den Honig, Pfeffer und Salz mit einem Schneebesen gut aufschlagen. **5** Die Salatzutaten in eine Schüssel geben, die Sauce darüber geben, unterheben und sofort servieren.

Pro Portion ca. 90 kcal, 370 kJ

Russischer Weißkohleintopf

Zutaten

3 kleine Zwiebeln • 300 g Rote Bete • 80 g mageres Rindfleisch
200 g Weißkohl • 2 TL Margarine • 750 ml Gemüsebrühe (Instant)
Salz • Pfeffer • Muskatnuss • 1 TL Kümmelsamen • 125 g Naturreis
4 TL saure Sahne • 1 Bund Schnittlauch

Rote Bete gibt es auch bereits geschält, vorgegart und in Folie eingeschweißt in den Kühlregalen. Das verhindert rote Hände und spart Zeit.

Zubereitung

1 Zwiebeln und Rote Bete schälen und würfeln. Das Rindfleisch waschen, trockentupfen und klein schneiden, Den Weißkohl putzen und fein hobeln. **2** Margarine erhitzen, Zwiebeln darin andünsten. Fleisch, Rote Bete und Weißkohl zugeben, kurz schmoren, Brühe angießen, die Gewürze zugeben und alles 30 Minuten kochen lassen. **3** Den Naturreis einstreuen und weitere 30 Minuten garen. **4** Den Schnittlauch waschen, trockenschwenken und in Röllchen schneiden. Vor dem Servieren die saure Sahne unterheben, den Eintopf nochmals mit den Gewürzen abschmecken und mit Schnittlauchröllchen bestreuen. Dazu schmeckt ein dunkles Bauernbrot (aus Sauerteig) mit Butter bestrichen und ein kühles Bier.

Pro Portion ca. 250 kcal, 1035 kJ

Neumond und Vollmond von 2000 bis 2007

Damit Sie auf einen Blick wissen, wie es um die Mondphasen in den nächsten Jahren bestellt ist.

Jahr	Neumond	Vollmond	Jahr	Neumond	Vollmond
2000	6.1.	21.1.	2002	13.1.	28.1.
	5.2.	19.2.		12.2.	27.2.
	6.3.	20.3.		14.3.	28.3.
	4.4.	18.4.		12.4.	27.4.
	4.5.	18.5.		12.5.	26.5.
	2.6.	17.6.		11.6.	24.6.
	1.7.	16.7.		10.7.	24.7.
	31.7.	15.8.		8.8.	23.8.
	29.8.	13.9.		7.9.	21.9.
	27.9.	13.10.		6.10.	21.10.
	27.10.	11.11.		4.11.	20.11.
	26.11.	11.12.		4.12.	19.12.
	25.12.				

Jahr	Neumond	Vollmond	Jahr	Neumond	Vollmond
2001		9.1.	2003	2.1.	18.1.
	24.1.	8.2.		1.2.	17.2.
	23.2.	9.3.		3.3.	18.3.
	25.3.	8.4.		1.4.	16.4.
	23.4.	7.5.		1.5.	16.5.
	23.5.	6.6.		31.5.	14.6.
	21.6.	5.7.		29.6.	13.7.
	20.7.	4.8.		29.7.	12.8.
	19.8.	2.9.		27.8.	10.9.
	17.9.	2.10.		26.9.	10.10.
	16.10.	1.11.		25.10.	9.11.
	15.11.	30.11.		24.11.	8.12.
	14.12.	30.12.		23.12.	

Jahr 2004	Neumond	Vollmond	Jahr 2006	Neumond	Vollmond
		7.1.			14.1.
	21.1.	6.2.		29.1.	13.2.
	20.2.	7.3.		28.2.	15.3.
	20.3.	5.4.		29.3.	13.4.
	19.4.	4.5.		27.4.	13.5.
	19.5.	3.6.		27.5.	11.6.
	17.6.	2.7.		25.6.	11.7.
	17.7.	31.7.		25.7.	9.8.
	16.8.	30.8.		23.8.	7.9.
	14.9.	28.9.		22.9.	7.10.
	14.10.	28.10.		22.10.	5.11.
	12.11.	26.11.		20.11.	5.12.
	12.12.	26.12.		20.12.	

Jahr 2005	Neumond	Vollmond	Jahr 2007	Neumond	Vollmond
					3.1.
	10.1.	25.1.		19.1.	2.2.
	8.2.	24.2.		17.2.	4.3.
	10.3.	25.3.		19.3.	2.4.
	8.4.	24.4.		17.4.	2.5.
	8.5.	23.5.		16.5.	1.6.
	6.6.	22.6.		15.6.	30.6.
	6.7.	21.7.		14.7.	30.7.
	5.8.	19.8.		13.8.	28.8.
	3.9.	18.9.		11.9.	26.9.
	3.10.	17.10.		11.10.	26.10.
	2.11.	16.11.		10.11.	24.11.
	1.12.	15.12.		9.12.	24.12.
	31.12.				

Über die Autorin

Franziska von Au befasst sich seit Jahren mit überlieferten Volksweisheiten. In diesem Zusammenhang fand die erfahrene Journalistin, die mehr als ein Jahrzehnt die Ratgeberrubriken verschiedener Frauenzeitschriften betreute, interessante Zusammenhänge zwischen traditionellen »Mondregeln« und modernen Erkenntnissen der Ernährungswissenschaften, die sie hier erstmalig vorstellt.

Hinweis

Das vorliegende Buch ist sorgfältig erarbeitet worden. Dennoch erfolgen alle Angaben ohne Gewähr. Weder Autorin noch Verlag können für eventuelle Schäden, die aus den im Buch gemachten Hinweisen resultieren, eine Haftung übernehmen.

Bildnachweis

Alle Bilder stammen von Peter Rees (Hamburg), außer:
Astrofoto, Leichlingen: 9/Sternenhimmel (Koch), 9/Mond (Van Ravenswaay); Brömse Beate, München: 10, 12 u.; Image Bank, München: 6 (Chris Alan Wilton); Südwest Verlag, München: Titel/Fond (Joachim Heller), Titel/Einklinker (Ute Schoenenburg); Tony Stone, München: U2 (Manuela Hoefer), 1 (Pete Seaward), 12 (David Roth), 20 (David Madison)

Impressum

© 2000 W. Ludwig Buchverlag in der Econ Ullstein List GmbH & Co. KG München/Berlin

Alle Rechte vorbehalten. Nachdruck – auch auszugsweise – nur mit Genehmigung des Verlags.

Redaktion:
Martina Solter

Projektleitung:
Ernst Dahlke

Bildredaktion:
Ute Schoenenburg

Umschlag:
Till Eiden

DTP/Satz:
Mihriye Yücel, München

Produktion:
Manfred Metzger (Leitung), A. Aatz, Dr. E. Weigele-Ismael

Druck:
Weber Offset, München

Bindung:
R. Oldenbourg, München

Gedruckt auf chlor- und säurearmem Papier

Printed in Germany

ISBN 3-7787-3870-4

Register